药学专业知识（一）

临考冲刺模拟试卷（一）

一、最佳选择题（每题1分，共40题，共40分）下列每小题的四个选项中，只有一项是最符合题意的正确答案，多选、错选或不选均不得分。

1. 关于药物动力学参数表观分布容积（V）的说法正确的是(　　)
   A. 表观分布容积是体内药量与血药浓度间的比例常数，单位通常是L或L/kg
   B. 特定患者的表观分布容积是一个常数，与服用药物无关
   C. 表观分布容积通常与体内血容量相关，血容量越大，表观分布容积就越大
   D. 特定药物的表观分布容积是一个常数，所以特定药物的常规临床剂量是固定的
   E. 亲水性药物的表观分布容积往往超过体液的总体积

2. 阿司匹林遇湿气即缓慢水解，《中国药典》规定其游离水杨酸的允许限度是0.1%，适宜的包装与贮存条件规定(　　)
   A. 避光，在阴凉处保存　　B. 遮光，在阴凉处保存
   C. 密封，在干燥处保存　　D. 密闭，在干燥处保存
   E. 熔封，在凉暗处保存

3. 在工作中欲了解化学药物制剂各剂型的基本要求和常规检查的有关内容，需查阅的是(　　)
   A. 《中国药典》二部凡例　　B. 《中国药典》二部正文
   C. 《中国药典》四部正文　　D. 《中国药典》四部通则
   E. 《临床用药须知》

4. 分子中含有吲哚环和托品醇，对中枢和外周神经5－HT_3受体具有高选择性拮抗作用的药物是(　　)

   A. 托烷司琼
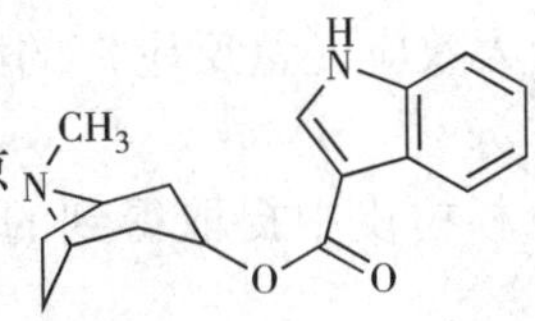

   B. 昂丹司琼
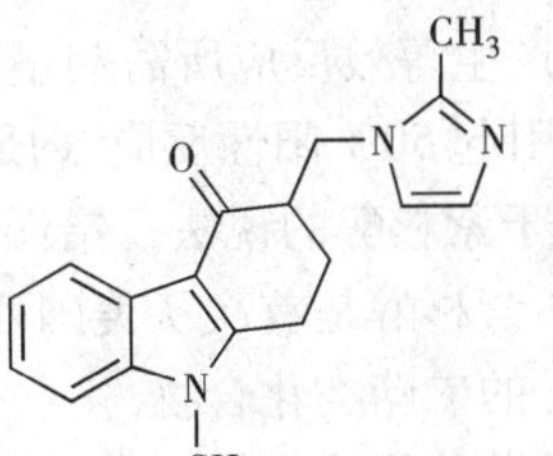

   C. 格拉司琼
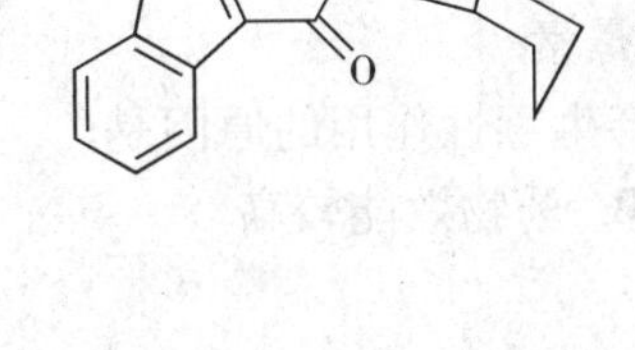

   D. 帕洛诺司琼
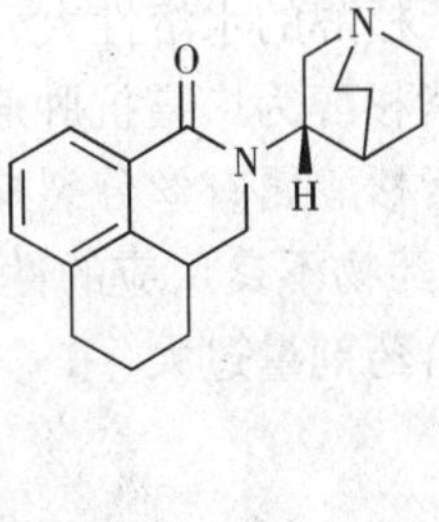

E. 阿扎司琼 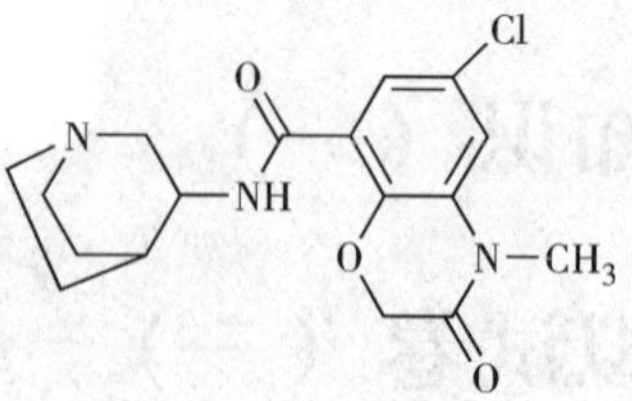

5. 关于对乙酰氨基酚的说法，下列各项中错误的是（　　）

A. 对乙酰氨基酚在体内代谢可产生乙烯亚胺醌，引起肾毒性和肝毒性

B. 对乙酰氨基酚分子中含有酰胺键，正常贮存条件下易发生水解变质

C. 大剂量服用对乙酰氨基酚引起中毒时，可用谷胱甘肽或乙烯半胱氨酸解毒

D. 对乙酰氨基酚主要在肝脏代谢，主要代谢物是与葡萄糖醛酸或硫酸结合的产物

E. 贝诺酯为阿司匹林分子中的羧基与对乙酰氨基酚的酚羟基成酯后的孪药

6. 阿司匹林口服吸收迅速，口服生物利用度约为(　　)

A. 60%　　B. 70%

C. 80%　　D. 85%

E. 90%

7. 药物副作用是指(　　)

A. 药物蓄积过多引起的反应

B. 过量药物引起的肝、肾功能障碍

C. 极少数人对药物特别敏感产生的反应

D. 在治疗剂量时，机体出现与治疗目的无关的不适反应

E. 停药后血药浓度已降至阈浓度以下时产生的不适反应

8. 高效液相色谱法用于药物鉴别的依据是(　　)

A. 色谱柱理论板数　　B. 色谱峰峰高

C. 色谱峰保留时间　　D. 色谱峰分离度

E. 色谱峰面积重复性

9. 半数有效量是指(　　)

A. 常用治疗量的一半　　B. 产生最大效应所需剂量的一半

C. 产生等效反应所需剂量的一半　　D. 一半动物产生毒性反应的剂量

E. 引起50%阳性反应（质反应）或50%最大效应（量反应）的浓度或剂量

10. 关于紫杉醇的说法，错误的是(　　)

A. 紫杉醇是首次从美国西海岸的短叶红豆杉树皮中提取得到的一个具有紫杉烯环的二萜类化合物

B. 在其母核中的3、10位含有乙酰基

C. 紫杉醇的水溶性大，其注射剂通常加入聚氧乙烯麻油等表面活性剂

D. 紫杉醇为广谱抗肿瘤药物

E. 紫杉醇属有丝分裂抑制剂或纺锤体霉素

11. 根据药物不良反应的性质分类，药物产生毒性作用的原因是(　　)

A. 给药剂量过大　　B. 药物效能较高

C. 药物效价较高
D. 药物的选择性较低
E. 药物代谢较慢

12. 最终开环产物为 2－甲氨基－5－氯－二苯甲酮及甘氨酸的药物为(　　)
A. 地西泮
B. 硝西泮
C. 氯硝西泮
D. 奥沙西泮
E. 氟西泮

13. 分子中含有分羟基，遇光易氧化变质，需避光保存的药物是（　　）
A. 肾上腺素
B. 维生素 A
C. 苯巴比妥钠
D. 维生素 B_2
E. 叶酸

14.《中国药典》中“易溶”是指溶质 1g 在溶剂(　　)中溶解。
A. 不到 0.1mL
B. 不到 0.5mL
C. 不到 1mL
D. 不到 10mL
E. 不到 100mL

15. 具有硫色素反应的药物为(　　)
A. 维生素 K_1
B. 维生素 E
C. 维生素 B_1
D. 维生素 C
E. 青霉素钾

16. 长期应用肾上腺皮质激素，可引起肾上腺皮质萎缩，停药数月难以恢复，这种现象称为(　　)
A. 后遗效应
B. 变态反应
C. 药物依赖性
D. 毒性反应
E. 继发反应

17. 药物经皮渗透速率与其理化性质有关，透皮速率相对较大的是(　　)
A. 熔点高药物
B. 离子型
C. 脂溶性大
D. 分子体积大
E. 分子极性高

18. 下列各项中，不属于口服糖尿病治疗药物的是（　　）
A. 促胰岛素分泌药
B. 胰岛素增敏剂
C. α－葡萄糖苷酶抑制药
D. β－葡萄糖苷酶抑制药
E. 醛糖还原酶抑制药

19. 下列各项中，不属于热原的除去方法的是（　　）
A. 高温法
B. 酸碱法
C. 吸附法
D. 微孔滤膜过滤法
E. 反渗透法

20. 哪种性质的药物宜制成胶囊剂（　　）
A. 药物是水溶液
B. 药物是油溶液
C. 药物是稀乙醇溶液
D. 风化性药物

E. 吸湿性很强的药物

21. 下列药物配伍或联用时，发生的现象属于物理配伍变化的是(　　)

A. 氯霉素注射液加入5%葡萄糖注射液中析出沉淀

B. 多巴胺注射液与碳酸氢钠注射液配伍后，溶液逐渐变成粉红至紫色

C. 阿莫西林与克拉维酸钾制成复方制剂时抗菌疗效最强

D. 维生素 B_{12} 注射液与维生素C注射液配伍时效价最低

E. 甲氧苄啶与磺胺类药物制成复方制剂时抗菌疗效最强

22.《中国药典》中的含量测定是指(　　)

A. 用规定的方法测定药物中实际成分的含量

B. 用规定的方法测定药物中的百分含量

C. 用规定的方法测定药物中有效成分的含量

D. 药物中实际含量与规格量的比值

E. 药物中百分含量与规格量的比值

23. 硫酸庆大霉素原料药和制剂的含量测定方法分别是(　　)

A. 均为微生物检定法　　B. 均为高效液相色谱法

C. 微生物检定法和高效液相色谱法　　D. 微生物检定法和紫外分光光度法

E. 高效液相色谱法和紫外分光光度法

24.《中国药典》中采用盐酸溶液（9→1000）定量制成每1mL中含5μg的溶液，要求在254nm与306nm的波长处有最大吸收，在254nm的波长处吸光度约为0.46，是鉴别(　　)

A. 布洛芬　　B. 维生素 B_1

C. 盐酸氯丙嗪　　D. 硝西泮

E. 地蒽酚软膏

25. 属于药物代谢第Ⅱ相反应的是(　　)

A. 氧化　　B. 羟基化

C. 水解　　D. 还原

E. 乙酰化

26. 某药物体内过程符合药物动力学单室模型，药物消除按一级速率过程进行，静脉注射给药后进行血药浓度监测，1小时和4小时的血药浓度分别为100mg/L和12.5mg/L，则该药静脉注射给药后3小时的血药浓度是(　　)

A. 75mg/L　　B. 50mg/L

C. 25mg/L　　D. 20mg/L

E. 15mg/L

27. 受体是(　　)

A. 酶　　B. 蛋白质

C. 神经递质　　D. 第二信使

E. 配体的一种

28. 阿司匹林的主要作用不包括(　　)

A. 痛经

B. 胃溃疡

C. 神经痛

D. 防止血栓形成

E. 风湿性关节炎

29. 胆固醇的合成，阿托伐他汀的作用机制是抑制羟甲基酰辅酶 A 抑制剂，其发挥此作用的必须药效团是（　　）

A. 异丙基

B. 吡咯环

C. 氟苯基

D. 3,5 – 二羟基戊酸片段

E. 酰苯胺基

30. 用于检查单剂量的固体、半固体和非均相液体制剂含量符合标示量的程度的检查方法是(　　)

A. 崩解时限检查法

B. 溶出度与释放度测定法

C. 含量均匀度检查法

D. 结晶性检查法

E. 生物检查法

31. 下列药物的碱性溶液，加入铁氰化钾后，再加正丁醇，显蓝色荧光的是(　　)

A. 维生素 A

B. 维生素 B_1

C. 维生素 C

D. 维生素 D

E. 维生素 E

32. (　　)具有高灵敏度、高选择性、高效能、应用范围广等优点，是分析混合物的最有效手段。

A. 化学鉴别法

B. 光谱鉴别法

C. 红外分光光度法

D. 色谱鉴别法

E. 生物学方法

33. 药物作用的特异性靶点不包括(　　)

A. 受体

B. 离子通道

C. 酶

D. DNA 或 RNA

E. 作用于蛋白质，使其变性

34. 适宜作片剂崩解剂的是(　　)

A. 微晶纤维素

B. 甘露醇

C. 羧甲基淀粉钠

D. 糊精

E. 羟丙纤维素

35. 变态反应(　　)

A. 不是过敏反应

B. 与免疫系统无关

C. 与剂量有关

D. 是异常的免疫反应

E. 药物不一定有抗原性

36. 假性胆碱酯酶缺乏者，应用琥珀胆碱后，由于延长了肌肉松弛作用而常出现呼吸暂停反应，属于(　　)

A. 变态反应

B. 特异质反应

C. 停药反应

D. 后遗效应

E. 快速耐受性

37. 药物产生副作用的原因是(　　)

A. 剂量过大
B. 效能较高
C. 效价较高
D. 选择性低
E. 代谢较慢

38. 具有阻断多巴胺 D_2 受体活性和抑制乙酰胆碱酯酶活性的双重活性，且无致心律失常不良反应的促胃肠动力药物是(　　)

A. 多潘立酮
B. 西沙必利
C. 伊托必利
D. 莫沙必利
E. 甲氧氯普胺

39. 在《中国药典》中，“制剂通则”收载在(　　)

A. 目录部分
B. 凡例部分
C. 正文部分
D. 附录部分
E. 通则部分

40. 与药物剂量和本身药理作用无关、不可预测的药物不良反应是(　　)

A. 副作用
B. 首剂效应
C. 后遗效应
D. 特异质反应
E. 继发反应

二、配伍选择题（每题1分，共60题，共60分）题目分为若干组，每组题目对应同一组备选项，备选项可重复选用，也可不选用。每题只有1个备选项最符合题意。

A. 地西泮
B. 硝西泮
C. 奥沙西泮
D. 氟西泮
E. 三唑仑

41. 3位羟基可与葡萄糖醛酸结合后从尿排出体外，具有半衰期短、副作用小、催眠作用较弱等特点的药物是(　　)

42. 大部分经肝脏代谢，主要代谢产物是羟甲基化合物和4-羟基化合物，经肾排泄，仅少量以原型排出的药物是(　　)

43. 含有二乙氨基侧链，碱性较强，pK_a 为8.71的药物是(　　)

44. 口服后在酸性的胃液中，4,5位水解开环，开环化合物进入弱碱性的肠道，又闭环成原药的药物是(　　)

A. 引起药物效应的最小药量
B. 引起等效反应的相对剂量
C. 其大小在一定程度上反映了临床用药剂量安全范围
D. 临床常用的有效剂量
E. 引起50%最大效应的剂量

45. 阈剂量是指(　　)
46. 效价强度是指(　　)
47. 斜率是指(　　)
48. 半数有效量是指(　　)

A. 质子泵抑制剂　　B. 组胺H_2受体拮抗剂
C. 多巴胺D_2受体拮抗剂　　D. 抗幽门螺旋杆菌
E. 外周性多巴胺D_2受体拮抗剂
49. 甲氧氯普胺属于(　　)
50. 奥美拉唑属于(　　)
51. 多潘立酮为较强的(　　)
52. 西咪替丁属于(　　)

A. 氯化钠注射液　　B. 氧氟沙星葡萄糖输液
C. 脂肪乳剂输液　　D. 右旋糖酐
E. 亚硫酸氢钠
53. 电解质输液用于补充体内水分、电解质，纠正体内酸碱平衡等，例如(　　)
54. 营养输液使用于不能口服吸收营养的患者，主要用来补充供给体内热量、蛋白质和人体必需的脂肪酸和水分等，例如(　　)
55. 胶体输液是一类与血液等渗的胶体溶液，例如(　　)
56. 含药输液是含有治疗药物的输液，例如(　　)

A. 效价　　B. 治疗量
C. 治疗指数　　D. 阈剂量
E. 效能
57. 产生药理效应的最小药量是(　　)
58. 反映药物安全性的指标是(　　)
59. 反映药物最大效应的指标是(　　)

A. 副作用　　B. 毒性反应
C. 后遗效应　　D. 变态反应
E. 特异质反应
60. 在剂量过大或药物在体内蓄积过多时发生的危害性反应是(　　)
61. 假性胆碱酯酶缺乏者，应用琥珀胆碱后，由于延长了肌肉松弛作用而常出现呼吸暂停反应的是(　　)
62. 常见于过敏体质患者的是(　　)
63. 阿托品用于解除胃肠痉挛时引起的口干、便秘、心悸等是(　　)
64. 服用巴比妥类催眠药后，在次晨仍有乏力、困倦等“宿醉”现象的是(　　)

A. 相加作用
B. 增强作用
C. 曾敏作用
D. 生化性拮抗
E. 药理性拮抗

65. 苯巴比妥诱导肝微粒体酶活性，使避孕药代谢加速，效应降低，使避孕失败属于(　　)
66. 磺胺甲嘧唑与甲氧苄啶合用，其抗菌作用增加10倍，由抑菌作用变成杀菌作用属于(　　)
67. 阿司匹林与对乙酰氨基酚合用可使解热、镇痛作用相加属于(　　)
68. 某药可使组织或受体对另一药的敏感性增强属于(　　)
69. 组胺 H_1 受体阻断药苯海拉明可阻断组胺 H_1 受体激动药的作用属于(　　)

A. 生物利用度
B. 生物半衰期
C. 表观分布容积
D. 速率常数
E. 清除率

70. 药物在体内药量或血药浓度降低一半所需要的时间(　　)
71. 单位是时间的倒数，如 min^{-1} 或 h^{-1}(　　)
72. 机体在单位时间内清除的含有药物的血浆体积(　　)
73. 药物被吸收进入血液循环的速度与程度(　　)

A. 氨已烯酸
B. 依托唑啉
C. 扎考必利
D. 普罗帕酮
E. 氯苯那敏

74. 对映异构体中一个有活性、一个无活性的手性药物是(　　)
75. 对映异构体之间具有相同的药理作用和强度的手性药物是(　　)
76. 对映异构体之间具有相同的药理作用，但强弱不同的手性药物是(　　)
77. 对映异构体之间产生相反的活性的手性药物是(　　)

A. 伐昔洛韦
B. 阿奇霉素
C. 特非那定
D. 酮康唑
E. 沙丁胺醇

78. 因主要导致Q－T间期延长和尖端扭转型室性心动过速等心脏不良反应，被宣布撤出美国市场和欧美市场的药物是(　　)
79. 因不易被消化道内的硫酸酯酶和组织中的儿茶酚氧位甲基转移酶破坏，故口服有效，作用持续时间较长的药物是(　　)

A. 氢化可的松
B. 曲安西龙
C. 曲安奈德
D. 地塞米松
E. 泼尼松

80. 天然存在的糖皮质激素，抗炎作用为可的松的1.25倍，口服吸收快而完全，T_{max}为1～2小时，每次服药可维持8～12小时；磷酸酯或琥珀磷酸酯水溶性增加，肌内或皮下注射后迅速吸收，T_{max}为1小时；肌内注射吸收缓慢，每次注射可维持24小时；$t_{1/2}$为80～144分钟(　　)

81. 口服后吸收迅速而完全；$t_{1/2}$约60分钟；在体内可与皮质激素转运蛋白结合转运至全身；具有抗炎及抗过敏作用，能抑制结缔组织的增生，降低毛细血管壁和细胞膜的通透性(　　)

82. 用于系统性红斑性狼疮、风湿性疾病、肾病综合征等免疫性肾脏疾病、特发性血小板减少性紫癜等免疫性血液病(　　)

83. 口服易吸收，口服5mg，生物利用度约23%；肌内注射吸收缓慢，数小时内起效，1～2天达最大效应，作用可维持2～3周；吸入给药治疗哮喘，可避免产生全身性的作用(　　)

84. 肌内注射比静脉注射吸收慢，生物利用度为70%～80%，在血浆中的结合蛋白约为77%，为强效糖皮质激素，作用广泛，主要用于过敏性与自身免疫性炎症性疾病(　　)

A. 药物的分布
B. 物质的膜转运
C. 药物的吸收
D. 药物的代谢
E. 药物的排泄

85. 血液循环中的药物或代谢物经机体的排泄器官或分泌器官排出体外的过程是(　　)

86. 物质通过生物膜的现象称为(　　)

87. 由给药部位进入血液循环的过程是(　　)

88. 不论哪种给药途径，药物进入血液后，再随血液运至机体各组织的是(　　)

89. 药物在吸收过程或进入体循环后，受体内酶系统的作用，结构发生转变的过程称为(　　)

A. 黄色
B. 蓝色
C. 红棕色
D. 紫堇色
E. 翠绿色

90. 盐酸麻黄碱在碱性条件下与硫酸铜形成(　　)配位化合物。

91. 吗啡与甲醛－硫酸试液反应显(　　)

92. 氢化可的松在乙醇溶液中与硫酸苯肼加热显(　　)

93. 肾上腺素与三氯化铁试液反应则显(　　)

A. 滤过
B. 简单扩散
C. 易化扩散
D. 主动转运
E. 膜动转运

94. 借助载体，由膜的高浓度一侧向低浓度一侧转运，不消耗能量的药物转运方式是(　　)

95. 扩散速度取决于膜两侧药物的浓度梯度、药物的脂水分配系数及药物在膜内扩散速度的药物转运方式是(　　)

96. 借助载体或酶促系统，消耗机体能量，从膜的低浓度一侧向高浓度一侧转运的药物转运方式是(　　)

A. PEG6000　　B. 水
C. 液体石蜡　　D. 硬脂酸
E. 石油醚

97. 滴丸剂的水溶性基质常用的是(　　)

98. 滴丸剂的脂溶性基质常用的是(　　)

A. 氯氟烷烃　　B. 丙二醇
C. PVP　　D. 枸橼酸钠
E. PVA

99. 气雾剂中的抛射剂(　　)

100. 气雾剂中的潜溶剂(　　)

三、综合分析选择题（每题 1 分，共 10 题，共 10 分）题目分为若干组，每组题目基于同一个临床情景病例、实例或案例的背景信息逐题展开。每题的备选项中，只有 1 个最符合题意。

维生素 C 注射液

【处方】维生素 C　104g
依地酸二钠　0.05g
碳酸氢钠　49g
亚硫酸氢钠　2g
注射用水加至 1000mL

101. 维生素 C 注射液中由于(　　)的加入调节了 pH，可增强本品的稳定性。

A. 维生素 C　　B. 依地酸二钠
C. 碳酸氢钠　　D. 亚硫酸氢钠
E. 注射用水

102. 维生素 C 注射液处方中的亚硫酸氢钠属于(　　)

A. 缓冲剂　　B. 助悬剂
C. 稳定剂　　D. 抗氧剂
E. 增溶剂

103. 维生素 C 注射液可用于(　　)的辅助治疗。

A. 急慢性传染性疾病　　B. 坏血病
C. 慢性铁中毒　　D. 特发性高铁血红蛋白症
E. 白血病

患者，女，45岁，近日出现情绪低落、郁郁寡欢、愁眉苦脸，不愿和周围人接触交往，诊断为抑郁症。

104. 根据诊断结果，可选用的治疗药物是(　　)

A. 地西泮
B. 氯丙嗪
C. 加兰他敏
D. 丁螺环酮
E. 阿米替林

105. 该药的作用结构（母核）特征是(　　)

A. 二苯并环庚二烯
B. 二苯并氮䓬
C. 苯二氮䓬
D. 苯并呋喃
E. 含有吩噻嗪

106. 该药属于的类型是(　　)

A. 去甲肾上腺素再摄取抑制药
B. 选择性5-羟色胺再摄取抑制药
C. 单胺氧化酶抑制药
D. 5-羟色胺与去甲肾上腺素再摄取抑制药
E. 苯二氮䓬类药物

两性霉素B脂质体冻干制品

【处方】两性霉素B　50mg

氢化大豆卵磷脂（HSPC）213mg

胆固醇（Chol）　52mg

二硬脂酰磷脂酰甘油（DSPG）　84mg

α-维生素E　640mg

蔗糖　1000mg

六水琥珀酸二钠　30mg

107. 两性霉素B脂质体冻干制品处方中的氢化大豆卵磷脂（HSPC）与二硬脂酰磷脂酰甘油为脂质体(　　)

A. 制备材料
B. 控释膜材料
C. 压敏胶
D. 背衬材料
E. 防黏材料

108. 两性霉素B脂质体冻干制品处方中的抗氧化剂是(　　)

A. 两性霉素B
B. 胆固醇（Chol）
C. α-维生素E
D. 蔗糖
E. 六水琥珀酸二钠

109. 两性霉素B脂质体冻干制品处方中的缓冲剂是(　　)

A. 两性霉素B
B. 胆固醇（Chol）
C. α-维生素E
D. 蔗糖
E. 六水琥珀酸二钠

110. 两性霉素 B 脂质体冻干制品的临床适应证不包括(　　)

A. 败血症　　B. 高血压

C. 心内膜炎　　D. 脑膜炎

E. 腹腔感染

四、多项选择题（每题 1 分，共 10 题，共 10 分）下列每小题的备选答案中，有两个或两个以上符合题意的正确答案，多选、少选、错选、不选均不得分。

111. 由于散剂的分散度较大，往往对制剂的(　　)等性质影响较大。

A. 吸湿性　　B. 化学活性

C. 气味　　D. 刺激性

E. 挥发性

112. 片剂包衣的主要目的和效果包括(　　)

A. 掩盖药物枯萎或不良气味，改善用药顺应性

B. 防潮，遮光，增加药物稳定性

C. 用于隔离药物，避免药物间配伍变化

D. 控制药物在胃肠道的释放部位

E. 改善外观，提高流动性和美观度

113. 属于受体信号转导第二信使的有(　　)

A. 环磷酸腺苷（cAMP）　　B. 环磷酸鸟苷（cGMP）

C. 钙离子（Ca^{2+}）　　D. 一氧化氢（NO）

E. 乙酰胆碱（ACh）

114. 注射剂安全性检查项目包括(　　)

A. 异常毒性　　B. 细菌内毒素（或热原）

C. 过敏反应　　D. 溶血与凝聚

E. 降压物质（包括组胺类物质）

115. 下列关于油脂性基质的叙述正确的是(　　)

A. 可可豆脂具有多晶型

B. 可可豆脂为天然产物，其化学组成为脂肪酸甘油酯

C. 半合成脂肪酸甘油酯具有适宜的熔点，易酸败

D. 半合成脂肪酸甘油酯为目前取代天然油脂的较理想的栓剂基质

E. 可可豆脂是一种固体脂肪

116. 根据对药物溶解度和释放模式的不同需求，可以把胶囊剂制备成(　　)

A. 硬胶囊　　B. 软胶囊

C. 肠溶胶囊　　D. 缓释胶囊

E. 控释胶囊

117. 常用的苯甲酰胺类抗精神病药有(　　)

A. 舒必利　　B. 硫必利

C. 瑞莫必利

D. 氯普噻吨

E. 氟哌噻吨

118. 混悬剂的特点包括(　　)

A. 有助于难溶性药物制成液体制剂，并提高药物的稳定性

B. 混悬剂中的药物以液体的形式存在，可以提高药物的稳定性

C. 相比于固体制剂更加便于服用

D. 混悬液属于粗分散体，可以掩盖药物的不良气味

E. 产生长效作用，混悬剂中的难溶性药物的溶解度低，从而导致药物的溶出速度低，达到长效作用

119. 药物的协同作用包括(　　)

A. 增敏作用

B. 脱敏作用

C. 增强作用

D. 相加作用

E. 拮抗作用

120. 下列各项中，有关乳剂特点的说法正确的有(　　)

A. 乳剂中液滴的分散度很大，药物吸收快、药效发挥快及生物利用度高

B. O/W 型乳剂可掩盖药物的不良气味，并可以加入矫味剂

C. 彻底清除药物的刺激性及毒副作用

D. 可增加难溶性药物的溶解度，提高药物的稳定性

E. 油性药物制成乳剂后，其分剂量准确，使用方便

模拟试卷（一）参考答案及解析

一、最佳选择题

1. 【试题答案】A

【试题解析】本题考查要点是“药物体内过程的基本原理”。表观分布容积是体内药量与血药浓度间的一个比例常数，用“V”表示，其单位通常是“体积”或“体积/千克体重”，如 L、mL 或 L/kg、mL/kg，后者考虑了体重与分布容积的关系。因此，本题的正确答案为 A。

2. 【试题答案】C

【试题解析】本题考查要点是“《中国药典》基本要求——附加事项”。阿司匹林遇湿气即缓慢水解，要求密封、在干燥处保存。因此，本题的正确答案为 C。

3. 【试题答案】D

【试题解析】本题考查要点是“《中国药典》标准体系”。《中国药典》通则是对药品质量指标的检测，包括性状、鉴别、检查与含量测定等涉及技术方法或指导原则的统一规定。因此，本题的正确答案为 D。

4. 【试题答案】A

【试题解析】本题考查要点是“盐酸昂丹司琼”。盐酸托烷司琼分子是由吲哚环和托品

醇组成，对外周神经元和中枢神经内 $5-HT_3$ 受体具高选择性阻断作用，其双重阻断呕吐反射中介质的化学传递，既阻断呕吐反射中枢外周神经元的突触前 $5-HT_3$ 受体兴奋，且直接影响中枢神经系统内 $5-HT_3$ 受体传递的迷走神经传入后区的作用。因此，本题的正确答案为 A。

5.【试题答案】 B

【试题解析】本题考查要点是“对乙酰氨基酚的特点”。对乙酰氨基酚分子中具有酰胺键，相对稳定。贮藏不当时可发生水解，产生对氨基酚。因此，本题的正确答案为 B。

6.【试题答案】 B

【试题解析】本题考查要点是“解热、镇痛药——阿司匹林”。解热、镇痛药主要有水杨酸类和苯胺类。阿司匹林口服吸收迅速，口服生物利用度约为 70%，T_{max} 为 2 小时。因此，本题的正确答案为 B。

7.【试题答案】 D

【试题解析】本题考查要点是“药物副作用的概念”。副作用或副反应是指在药物按正常用法用量使用时，出现的与治疗目的无关的不适反应。因此，本题的正确答案为 D。

8.【试题答案】 C

【试题解析】本题考查要点是“色谱分析法”。用于鉴别的色谱法主要是高效液相色谱法（HPLC），以含量测定项下记录的色谱图中待测成分色谱峰的保留时间作为鉴别依据。因此，本题的正确答案为 C。

9.【试题答案】 E

【试题解析】本题考查要点是“半数有效量的概念”。半数有效量是指引起 50% 阳性反应（质反应）或 50% 最大效应（量反应）的浓度或剂量，分别用半数有效量（ED_{50}）及半数有效浓度（EC_{50}）表示。因此，本题的正确答案为 E。

10.【试题答案】 C

【试题解析】本题考查要点是“抗肿瘤药——紫杉醇”。紫杉醇由于水溶性小，其注射剂通常加入表面活性剂，如聚环氧化蓖麻油等助溶，常会引起血管舒张。因此，本题的正确答案为 C。

11.【试题答案】 A

【试题解析】本题考查要点是“药物应用的毒性问题”。药物经不同给药途径进入机体后，对所分布到的靶器官、组织或全身可发生损害作用，即毒性作用。一般来说，毒物多以被动方式（接触、吸入、误服、环境污染等）暴露于人体，在其暴露剂量下就可能产生毒性作用；而药物的毒性通常是在治疗疾病时（或者误服、自杀服用等）因用药剂量过高、用药时间过长或用药者为过敏体质、遗传异常时才会出现毒性作用。因此，本题的正确答案为 A。

12.【试题答案】 A

【试题解析】本题考查要点是“苯二氮䓬类药物的稳定性”。地西泮等苯二氮䓬类药物的1,2位酰胺键和4,5位亚胺键在酸性条件下及受热时易发生1,2位或4,5位开环，两过程可同时进行。地西泮的最终开环产物为2－甲氨基－5－氯－二苯甲酮及甘氨酸。因此，本题的正确答案为A。

13.【试题答案】 A

【试题解析】本题考查要点是“遇光易变质，需避光保存的药物”。药物的氧化过程与化学结构有关，如酚类、烯醇类、芳胺类、吡唑酮类、噻嗪类药物较易氧化。酚类药物分子中具有酚羟基，如肾上腺素、左旋多巴、吗啡、水杨酸钠等。因此，本题的正确答案是A。

14.【试题答案】 D

【试题解析】本题考查要点是“药品质量标准中药物的近似溶解度概念”。溶解度是药品的一种物理性质，可供精制或制备溶液时参考。在标准中使用近似溶解度，以“极易溶解”“易溶”“溶解”“略溶”“微溶”“极微溶解”“几乎不溶或不溶”等术语表示。“本品在甲醇中易溶”系指阿司匹林1g能在甲醇1mL至不到10mL中溶解；“在三氯甲烷或乙醚中溶解”系指阿司匹林1g能在三氯甲烷或乙醚10mL至不到30mL中溶解；“在水或无水乙醚中微溶”系指阿司匹林1g能在水或无水乙醚100mL至不到1000mL中溶解。因此，本题的正确答案为D。

15.【试题答案】 C

【试题解析】本题考查要点是“药物的化学鉴别法”。维生素B_1在碱性条件下与铁氰化钾反应生成具有蓝色荧光的硫色素。因此，本题的正确答案为C。

16.【试题答案】 A

【试题解析】本题考查要点是“药物应用的毒性问题”。后遗效应是指在停药后，血药浓度已降至最小有效浓度以下时残存的药理效应。长期应用肾上腺皮质激素，肾上腺皮质功能下降，这种现象属于后遗效应。因此，本题的正确答案为A。

17.【试题答案】 C

【试题解析】本题考查要点是“药物经皮渗透速率”。药物经皮渗透速率与药物理化性质有关，脂溶性大的药物，即脂水分配系数大的药物容易分配进入角质层，因而透皮速率大。因此，本题的正确答案为C。

18.【试题答案】 D

【试题解析】本题考查要点是“降血糖药的种类”。口服降糖药主要有促胰岛素分泌药、胰岛素增敏剂、α－葡萄糖苷酶抑制药、醛糖还原酶抑制药、二肽基肽酶－4抑制药和钠－葡萄糖协同转运蛋白2抑制药。因此，本题的正确答案为D。

19.【试题答案】 D

【试题解析】本题考查要点是“热原的除去方法”。根据热原的基本性质和可能被污染的途径，除去药液中的热原可从以下两方个方面着手。

（1）除去药液或溶剂中热原的方法：①吸附法；②离子交换法；③凝胶滤过法；④超滤法；⑤反渗透法；⑥其他方法。

（2）除去容器或用具上热原的方法：①高温法；②酸碱法。

因此，本题的正确答案为D。

20.【试题答案】 B

【试题解析】本题考查要点是“胶囊剂的局限性”。除了胶囊剂的优点外，从药物稳定性、制备工艺和经济效应方面考虑，胶囊剂还存在很多局限性。

（1）胶囊壳多以明胶为原料制备，受温度和湿度影响较大。以湿度为例，相对湿度较低易导致胶囊壳龟裂、减重；相对湿度较高胶囊壳易变形、增重。因此在制备、贮存时应该妥善处理。

（2）生产成本相对较高。胶囊剂是把药物制备成粉末、颗粒、小片、小丸等后，填充于囊壳中。相比于上述几种剂型，其增加了制备的工艺程序和生产成本。

（3）婴幼儿和老人等特殊群体，口服此剂型的制剂有一定困难。

（4）胶囊剂型对内容物具有一定的要求，一些药物不适宜制备成胶囊剂。例如：①会导致囊壁溶化的水溶液或稀乙醇溶液药物；②会导致囊壁软化的风化性药物；③会导致囊壁脆裂的强吸湿性的药物；④导致明胶变性的醛类药物；⑤会导致囊材软化或溶解的含有挥发性、小分子有机物的液体药物；⑥会导致囊壁变软的O/W型乳剂药物。

因此，本题的正确答案为B。

21.【试题答案】 A

【试题解析】本题考查“物理与化学配伍变化的举例”。选项A氯霉素与葡萄糖不会发生什么化学反应，所以析出的沉淀是因为溶解度的变化，属于物理学配伍变化。因此，本题的正确答案是A。

22.【试题答案】 C

【试题解析】本题考查要点是“《中国药典》中的含量或效价测定”。含量或效价测定是指用规定的方法测定药物中有效成分的含量或生物效价。因此，本题的正确答案为C。

23.【试题答案】 A

【试题解析】本题考查要点是“抗生素微生物检定法”。《中国药典》采用抗生素微生物检定法测定硫酸庆大霉素的含量：精密称取本品适量，加灭菌水定量制成每1mL中含1000单位的溶液，照抗生素微生物检定法的管碟法或浊度法测定。可信限率不得大于7%。1000庆大霉素单位相当于1mg庆大霉素。因此，本题的正确答案为A。

24.【试题答案】 C

【试题解析】本题考查要点是“紫外-可见分光光度法的应用”。盐酸氯丙嗪用盐酸溶液（9→1000）制成每1mL含5μg的溶液，在254nm与306nm的波长处有最大吸收，在254nm的波长处吸光度约为0.46。因此，本题的正确答案为C。

25.【试题答案】 E

【试题解析】本题考查要点是“药物代谢第Ⅱ相反应”。药物结构与第Ⅱ相生物转化的规律中，乙酰化反应是含伯氨基（包括脂肪胺和芳香胺）、氨基酸、磺酰胺、肼和酰肼等基团药物或代谢物的一条重要的代谢途径，乙酰化反应是将体内亲水性的氨基结合形成水溶性小的酰胺。乙酰化反应一般是体内外来物的去活化反应。乙酰化反应是在酰基转移酶的催化下进行的，以乙酰辅酶A作为辅酶，进行乙酰基的转移。因此，本题的正确答案为E。

26.【试题答案】 C

【试题解析】本题考查要点是“单室模型静脉注射——血药浓度与时间（$C-t$）的关系”。单室模型静脉注射的血药浓度与时间（$C-t$）关系的公式为：

$$\lg C=-\frac{k}{2.303}t+\lg C_0$$

设 $k=-2.303b$，$C_0=\lg^{-1}a$，得 $\lg C=bt+a$；将 $t=1$，$C=100$，$t=4$，$C=12.5$ 代入上述公式，可得：

$$\lg 100=b+a$$

$$\lg 12.5=4b+a$$

$b=-0.3$，$a=2.3$；$\lg C=-0.3t+2.3$，将时间 $t=3$ 代入可得血药浓度 $C=25\text{mg/L}$。因此，本题的正确答案为C。

27.【试题答案】 B

【试题解析】本题考查要点是“受体的概念”。受体是一类介导细胞信号转导的功能蛋白质，能识别周围环境中的某些微量化学物质，首先与之结合，并通过中介的信息放大系统，触发后续的药理效应或生理反应。因此，本题的正确答案为B。

28.【试题答案】 B

【试题解析】本题考查要点是“阿司匹林的作用”。阿司匹林是水杨酸类药物的代表，是优良的解热镇痛抗炎药物，同时还用于预防和治疗心血管系统疾病等。因此，本题的正确答案为B。

29.【试题答案】 D

【试题解析】本题考查要点是“阿托伐他汀的作用机制”。阿托伐他汀的母核是吡咯环，在这类药物的结构中，3,5－二羟基羧酸是产生酶抑制活性的必需结构（药效团），氟伐他汀、阿托伐他汀、瑞舒伐他汀结构中均含有3,5－二羟基羧酸的结构片段。因此，本题的正确答案是D。

30.【试题答案】 C

【试题解析】本题考查要点是“《中国药典》特性检查法”。含量均匀度检查法用于检查单剂量的固体、半固体和非均相液体制剂含量符合标示量的程度。凡检查含量均匀度的制剂，一般不再检查重（装）量差异；当全部主成分均进行含量均匀度检查时，复方制剂一般亦不再检查重（装）量差异。因此，本题的正确答案为C。

31.【试题答案】 B

【试题解析】本题考查要点是“化学鉴别法——维生素 B_1 的颜色反应”。维生素 B_1 在碱性条件下与铁氰化钾反应生成具有蓝色荧光的硫色素。因此，本题的正确答案为B。

32.【试题答案】 D

【试题解析】本题考查要点是“色谱鉴别法”。色谱法是一种物理或物理化学分离分析方法，系将混合物中各组分分离后在线或离线分析的方法。色谱法具有高灵敏度、高选择性、高效能、应用范围广等优点，是分析混合物的最有效手段。因此，本题的正确答案为 D。

33.【试题答案】 E

【试题解析】本题考查要点是“药物的作用机制”。药物作用机制是研究药物如何与机体细胞结合而发挥作用。大多数药物的作用是药物与机体生物大分子之间的相互作用引起的机体生理、生化功能改变。药物与机体结合的部位就是药物作用的靶点。已知药物作用靶点涉及受体、酶、离子通道、核酸、免疫系统、基因等。此外，有些药物通过理化作用或补充体内所缺乏的物质而发挥作用。因此，本题的正确答案为 E。

34.【试题答案】C

【试题解析】本题考查要点是“片剂崩解剂”。羧甲基淀粉钠为崩解剂；糊精为填充剂；微晶纤维素具有较强的结合力与良好的可压性，亦有“干黏合剂”之称；咀嚼片一般应选择甘露醇、山梨醇、蔗糖等水溶性辅料作填充剂和黏合剂；羟丙纤维素可作粉末直接压片黏合剂。因此，本题的正确答案为 C。

35.【试题答案】 D

【试题解析】本题考查要点是“药物的不良反应——变态反应”。变态反应是指机体受药物刺激所发生的异常免疫反应，引起机体生理功能障碍或组织损伤，也称过敏反应。非肽类药物作为半抗原与机体蛋白结合为全抗原后，经过接触 10 天左右的敏感化过程而发生变态反应。某些生物制品则是全抗原，从而引起变态反应。因此，本题的正确答案为 D。

36.【试题答案】 B

【试题解析】本题考查要点是“药物的不良反应——特异质反应”。特异质反应是指少数特异体质患者对某些药物反应异常敏感。反应性质也可能与常人不同，但与药物固有的药理作用基本一致，反应严重程度与剂量成比例，药理性拮抗药救治可能有效。这种反应不是免疫反应，故不需预先的敏化过程。现已知道特异质反应多是先天遗传异常所致的反应。例如，先天性葡萄糖 -6 - 磷酸脱氢酶缺乏的疟疾患者服用伯氨喹后，容易发生急性溶血性贫血和高铁血红蛋白血症；假性胆碱酯酶缺乏者，应用骨骼肌松弛药琥珀胆碱后，由于延长了肌肉松弛作用而常出现呼吸暂停反应。因此，本题的正确答案为 B。

37.【试题答案】 D

【试题解析】本题考查要点是“药物的不良反应——副作用”。副作用是指在药物按正常用法用量使用时，出现的与治疗目的无关的不适反应。副作用是药物固有的药理作用所产生的，由于药物作用的选择性低，药理效应涉及多个器官，当某一效应用作治疗目的时，其他效应就成为副作用。药物的副作用随用药目的变化而变化，一般反应较轻微并可预料，多数可以恢复。因此，本题的正确答案为 D。

38.【试题答案】 C

【试题解析】本题考查要点是“促胃肠动力药”。伊托必利具有阻断多巴胺 D_2 受体活性和抑制乙酰胆碱酯酶活性的双重活性，通过对 D_2 受体的拮抗作用而增加乙酰胆碱的释放，同时通过对乙酰胆碱酯酶的抑制作用来抑制已释放乙酰胆碱的分解，增强胃、十二指肠收缩力，加速胃排空，并有止吐作用。伊托必利在中枢神经系统分布少，选择性高，不良反应少，不产生甲氧氯普胺的锥体外系症状，较少引起血催乳素水平增高，无西沙必利的致室性心律失常及其他严重的药物不良反应，安全性更高。因此，本题的正确答案为C。

39.【试题答案】 E

【试题解析】本题考查要点是"《中国药典》的构成"。《中国药典》由凡例与正文及其引用的通则共同构成。凡例是对《中国药典》正文、通则与药品质量检定有关的共性问题的统一规定，在《中国药典》各部中列于正文之前。正文是《中国药典》标准的主体。通则是对药品质量指标的检测方法或原则的统一规定，列于《中国药典》四部。主要收载有制剂通则与其他通则、通用分析与检测方法和指导原则三类。因此，本题的正确答案为E。

40.【试题答案】 D

【试题解析】本题考查要点是"药物应用的毒性问题"。特异质反应多是先天遗传异常所致的反应，少数病人用药后发生与药物本身药理作用无关的有害反应。因此，本题的正确答案为D。

二、配伍选择题

41~44.【试题答案】 C、E、D、B

【试题解析】本组题考查要点是"苯二氮䓬类镇静催眠药物"。奥沙西泮和替马西泮结构上3位羟基可与葡萄糖醛酸结合后从尿排出体外，具有半衰期短、副作用小、催眠作用较弱等特点，适用于老年人和肝肾功能不良的使用者。三唑仑口服吸收快而完全，口服15~30分钟起效，T_{max}为2小时，血浆蛋白结合率约90%，$t_{1/2}$为1.5~5.5小时；大部分经肝脏代谢，主要代谢产物是羟甲基化合物和4-羟基化合物，经肾排泄，仅少量以原型排出；多次服用很少发生体内蓄积。氟西泮含有二乙氨基侧链，碱性较强，pK_a为8.71，临床用其盐酸盐，属于速效、长效药物。硝西泮、氯硝西泮等口服后在酸性的胃液中，4，5位水解开环，开环化合物进入弱碱性的肠道，又闭环成原药。

45~48.【试题答案】 A、B、C、E

【试题解析】本组题考查要点是"药效学的相关概念"。

（1）最小有效量是指引起药理效应的最小药量，也称阈剂量。

（2）效价强度是指用于作用性质相同的药物之间的等效剂量或浓度的比较，是指能引起等效反应（一般采用50%效应量）的相对剂量或浓度，其值越小则强度越大。

（3）在效应16%至84%区域，量效曲线几乎呈一直线，其与横坐标夹角的正切值，称为量效曲线的斜率。斜率大的药物，药量微小的变化，即可引起效应的明显改变；反之亦然。斜率大小在一定程度上反映了临床用药的剂量安全范围。

（4）半数有效量是指引起50%阳性反应（质反应）或50%最大效应（量反应）的浓度或剂量，分别用半数有效量（ED_{50}）及半数有效浓度（EC_{50}）表示。

49~52.【试题答案】 C、A、E、B

【试题解析】本组题考查要点是"各种消化系统疾病用药的作用"。

（1）甲氧氯普胺为多巴胺D_2受体阻断药，同时还具有5-HT_4受体激动效应，对5-

HT_3受体有轻度抑制作用。可作用于延髓催吐化学感受区（CTZ）中多巴胺受体而提高 CTZ 的阈值。具有促动力作用和止吐的作用，是第一个用于临床的促动力药。本品有中枢神经系统的副作用（锥体外系症状），常见嗜睡和倦怠。

（2）质子泵抑制剂类抗溃疡药（以奥美拉唑为例）具较弱的碱性，在碱性环境中不易解离，保持游离的非活性状态，可通过细胞膜进入强酸性的胃壁细胞泌酸小管口，酸质子对苯并咪唑环上氮原子质子化而活化，发生分子内的亲核反应，通过发生 Smiles 重排、生成次磺酸和次磺酰胺，然后与 H^+，K^+ - ATP 酶上 Cys813 和 Cys892 的巯基共价结合，形成二硫化酶抑制剂复合物而阻断质子泵分泌 H^+ 的作用，表现出选择性和专一性的抑制胃酸分泌作用。

（3）多潘立酮为较强的外周性多巴胺 D_2受体阻断药。分子中含有双苯并咪唑结构，极性较大，不能透过血 - 脑屏障，故较少出现甲氧氯普胺的中枢神经系统副作用（锥体外系症状）。

（4）临床上使用的 H_2受体阻断药主要有西咪替丁、盐酸雷尼替丁、法莫替丁、尼扎替丁以及罗沙替丁。

53 ~ 56.【试题答案】 A、C、D、B

【试题解析】本组题考查要点是“输液的分类”。

（1）电解质输液：用于补充体内水分、电解质，纠正体内酸碱平衡等，如氯化钠注射液、复方氯化钠注射液、乳酸钠注射液等。

（2）营养输液：使用于不能口服吸收营养的患者，主要用来补充供给体内热量、蛋白质和人体必需的脂肪酸和水分等，如葡萄糖注射液、氨基酸输液、脂肪乳剂输液等。

（3）胶体输液：这是一类与血液等渗的胶体溶液，由于胶体溶液中的高分子不易通过血管壁，可使水分较长时间在血液循环系统内保持，产生增加血容量和维持血压的效果。胶体输液有多糖类、明胶类、高分子聚合物等，如右旋糖酐、淀粉衍生物、明胶、聚维酮等。

（4）含药输液：含有治疗药物的输液，如氧氟沙星葡萄糖输液。

57 ~ 59.【试题答案】 D、C、E

【试题解析】本组题考查要点是“药物的量 - 效关系”。

（1）最小有效量（阈剂量），指引起药理效应的最小药量。

（2）药物的安全性一般与其 LD_{50} 的大小成正比，与 ED_{50} 成反比，故常以药物 LD_{50} 与 ED_{50} 的比值表示药物的安全性，称为治疗指数。治疗指数越大，药物相对越安全。

（3）在一定范围内，增加药物剂量或浓度，其效应随之增加，但效应增至一定程度时，若继续增加剂量或浓度而效应不再继续增强，此药理效应的极限称为最大效应，也称效能。

60 ~ 64.【试题答案】 B、E、D、A、C

【试题解析】本组题考查要点是“药物的不良反应”。

（1）副作用是指在药物按正常用法用量使用时，出现的与治疗目的无关的不适反应。副作用是药物固有的药理作用所产生的，由于药物作用的选择性低，药理效应涉及多个器官，当某一效应用作为治疗目的时，其他效应就成为副作用。药物的副作用随用药目的的变化而变化，一般反应较轻微并可预料，多数可以恢复。例如，阿托品用于解除胃肠痉挛时，会引起口干、心悸、便秘等副作用；用于麻醉前给药时，其抑制腺体分泌作用可减少呼吸道分泌，可以防止分泌物阻塞呼吸道及吸入性肺炎的发生，从而成为治疗作用，而减少腺体分泌产生的口干又成为副作用。

（2）毒性反应是指在剂量过大或药物在体内蓄积过多时发生的危害性反应。毒性反应通常比较严重，一般也是可以预知的，应该避免发生。短期内过量用药引起的毒性称急性毒性反应，多损害循环、呼吸及神经系统功能。长期用药时由于药物在体内蓄积而逐渐发生的毒性称为慢性毒性，多损害肝、肾、骨髓、内分泌等功能。致癌、致畸胎和致突变反应也属于慢性毒性范畴。

（3）后遗效应是指在停药后，血药浓度已降至最小有效浓度以下时残存的药理效应。例如，服用巴比妥类催眠药后，次晨出现的乏力、困倦等“宿醉”现象；长期应用肾上腺皮质激素，可引起肾上腺皮质萎缩，一旦停药，可出现肾上腺皮质功能低下，数月难以恢复。

（4）变态反应是指机体受药物刺激所发生的异常免疫反应，引起机体生理功能障碍或组织损伤，也称过敏反应。非肽类药物作为半抗原与机体蛋白结合为全抗原后，经过接触10天左右的敏感化过程而发生变态反应。某些生物制品则是全抗原，从而引起变态反应。变态反应常见于过敏体质患者，反应性质与药物原有效应和剂量无关，用药理性拮抗药解救无效；反应的严重程度差异很大，从轻微的皮疹、发热至造血系统抑制、肝肾功能损害、休克等；可能只有一种症状也可能多种症状同时出现；停药后反应逐渐消失，再用时可能再发。致敏物质可能是药物本身，也可能是其代谢物，亦可能是制剂中的杂质。临床上对于易致过敏的药物或过敏体质的患者，用药前应进行过敏试验，阳性反应者禁用或脱敏后使用。临床用药前虽常做皮肤过敏试验，但仍有少数假阳性或假阴性反应。

（5）特异质反应是指少数特异体质患者对某些药物反应异常敏感。反应性质也可能与常人不同，但与药物固有的药理作用基本一致，反应严重程度与剂量成比例，药理性拮抗药救治可能有效。这种反应不是免疫反应，故不需预先的敏化过程。现已知道特异质反应多是先天遗传异常所致的反应。例如，先天性葡萄糖-6-磷酸脱氢酶缺乏的疟疾患者服用伯氨喹后，容易发生急性溶血性贫血和高铁血红蛋白血症；假性胆碱酯酶缺乏者，应用骨骼肌松弛药琥珀胆碱后，由于延长肌肉松弛作用而常出现呼吸暂停反应。

65~69.【试题答案】　D、B、A、C、E

【试题解析】本组题考查要点是“药效学方面的药物相互作用”。

（1）相加作用是指两药合用的作用是两药单用时的作用之和。例如，阿司匹林与对乙酰氨基酚合用可使解热、镇痛作用相加；在高血压的治疗中，常用两种作用环节不同的药物合用，可使降压作用相加，而各药剂量减少，不良反应降低，如β受体阻断药阿替洛尔与利尿药氢氯噻嗪合用；氨基糖苷类抗生素（庆大霉素、链霉素、卡那霉素或新霉素）间相互合用或先后应用对听神经和肾脏的毒性增加，应避免联合使用。

（2）增强作用是指两药合用时的作用大于单用时的作用之和，或一种药物虽无某种生物效应，却可增强另一种药物的作用。例如，磺胺甲噁唑与甲氧苄啶合用（SMZ + TMP），其抗菌作用增加10倍，由抑菌作用变成杀菌作用；普鲁卡因注射液中加入少量肾上腺素，肾上腺素使用药局部的血管收缩，减少普鲁卡因的吸收，使其局麻作用延长，毒性降低。

（3）增敏作用指某药可使组织或受体对另一药的敏感性增强。例如，钙增敏药作用于心肌收缩蛋白，增加肌钙蛋白 C 对 Ca^{2+} 的亲和力，在不增加细胞内 Ca^{2+} 浓度的条件下，增强心肌收缩力。

（4）生化性拮抗是指两药联合用药时一个药物通过诱导生化反应而使另外一个药物的药效降低。例如，苯巴比妥诱导肝微粒体酶活性，使避孕药代谢加速，效应降低，使避孕失败。

（5）药理性拮抗是指当一种药物与特异性受体结合后，阻止激动药与其结合，从而降低药效。例如，组胺 H_1 受体阻断药苯海拉明可阻断组胺 H_1 受体激动药的作用；β 受体阻断药可阻断异丙肾上腺素的 β 受体激动作用。上述两药合用时的作用完全消失又称抵消作用，而两药合用时其作用小于单用时的作用则称为相减作用。

70～73.【试题答案】 B、D、E、A

【试题解析】本组题考查要点是“药动学参数”。

（1）速率常数用来描述体内各过程的快慢，它是药动学的特征参数。如表征药物吸收过程的吸收速率常数 k_a，表征药物消除过程的消除速率常数 k，表征药物在尿中排泄快慢的肾排泄速率常数 k_e 等。速率常数的单位是时间的倒数，如 min^{-1}、h^{-1} 等。

（2）生物半衰期指体内药量或血药浓度降低一半所需要的时间，常以 $t_{1/2}$ 表示，单位是“时间”，如 min、h 等。

（3）清除率又称为体内总清除率，常用“*Cl*”表示。*Cl* 是表示从血液或血浆中清除药物的速率或效率的药动学参数，即机体在单位时间内清除的含有药物的血浆体积。单位用“体积/时间”表示，如 L/min、mL/min、L/h 等。

（4）表观分布容积是体内药量与血药浓度间的一个比例常数，用“*V*”表示，其单位通常是“体积”或“体积/千克体重”，如 L、mL 或 L/kg、mL/kg，后者考虑了体重与分布容积的关系。它可以设想为体内的药物按血浆浓度分布时，所需要体液的理论容积。

（5）生物利用度是指药物被吸收进入血液循环的速度与程度。它是新药开发与研究的基本内容，是反映药物及其制剂临床治疗效果内在质量的重要指标。它强调反映药物活性成分到达体循环的相对量和速度，是新药研究过程中选择合适给药途径和确定用药方案的重要依据之一。

74～77.【试题答案】 A、D、E、B

【试题解析】本组题考查要点是“药物的手性结构对药物活性的影响”。

（1）对映异构体中一个有活性，一个没有活性，表现出药物与生物靶点作用的立体选择性。例如抗高血压药物 L－甲基多巴，仅 L－构型的化合物有效；氨己烯酸只有 *S*－对映体是 GABA 转氨酶抑制剂。

（2）对映异构体之间具有等同的药理活性和强度，产生这样结果的原因是药物的手性中心不在与受体结合的部位，属于静态手性类药物。例如普罗帕酮、氟卡尼。

（3）对映异构体之间药理活性相同，但强弱不同。例如组胺 H_1 受体阻断剂类抗过敏药氯苯那敏，其右旋体的活性高于左旋体，产生的原因是由于分子中的手性碳原子离芳环近，对药物受体相互作用产生空间选择性。

（4）对映异构体之间产生相反的活性，这类药物的对映体与受体均有一定的亲和力，但通常只有一种对映体具有活性，另一对映体反而起阻断药的作用。例如利尿药依托唑啉的左旋体具有利尿作用，而其右旋体则有抗利尿作用。

78～79.【试题答案】A、C

【试题解析】本组题考查要点是“外周神经系统疾病用药”。哌啶类 H_1受体阻断药均为非镇静性抗组胺药。此类药物对外周 H_1受体具有高度选择性，无中枢抑制作用，没有明显的抗胆碱作用。此类药物中应用较早的是特非那定和阿司咪唑，因主要导致 Q－T 间期延长和尖端扭转型室性心动过速（TDP）等心脏不良反应，后被宣布撤出美国市场和欧美市场。这两个药物的活性代谢物为非索非那定和诺阿司咪唑，具有比原型药物更强的抗组胺活性和更低的心脏毒性，已作为第三代组胺 H_1受体阻断药用于临床。沙丁胺醇因不易被消化道内的硫酸酯酶和组织中的儿茶酚氧位甲基转移酶破坏，故口服有效，作用持续时间较长。口服生物利用度为30%，服后15～30分钟生效，血浆药物浓度达峰时间为2～4小时，作用持续6小时以上。$t_{1/2}$为2.7～5小时。

80～84.【试题答案】 A、E、B、C、D

【试题解析】本组题考查要点是“常用的糖皮质激素类药物”。

（1）氢化可的松：天然存在的糖皮质激素，抗炎作用为可的松的1.25倍，口服吸收快而完全，T_{max}为1～2小时，每次服药可维持8～12小时；磷酸酯或琥珀磷酸酯水溶性增加，肌内或皮下注射后迅速吸收，T_{max}为1小时；但醋酸氢化可的松的溶解度很差，一般用其混悬液；肌内注射吸收缓慢，每次注射可维持24小时；血浆蛋白结合率约90%；$t_{1/2}$为80～144分钟。

（2）泼尼松：口服后吸收迅速而完全；$t_{1/2}$约60分钟；在体内可与皮质激素转运蛋白结合转运至全身；泼尼松本身无生物学活性，需在肝脏内转化成泼尼松而发挥作用；具有抗炎及抗过敏作用，能抑制结缔组织的增生，降低毛细血管壁和细胞膜的通透性。

（3）曲安西龙：为氢化泼尼松的6α－氟及16α－羟基衍生物，用于系统性红斑性狼疮、风湿性疾病、肾病综合征等免疫性肾脏疾病、特发性血小板减少性紫癜等免疫性血液病。

（4）曲安奈德：为曲安西龙的丙酮叉衍生物，提高脂溶性；口服易吸收，口服5mg，生物利用度约23%；肌内注射吸收缓慢，数小时内起效，1～2天达最大效应，作用可维持2～3周；吸入给药治疗哮喘，可避免产生全身性的作用。

（5）地塞米松：曲安西龙分子的16α－羟基被甲基取代得到的化合物，稳定性和活性都得到提高；肌内注射比静脉注射吸收慢；生物利用度为70%～80%；在血浆中的结合蛋白约为77%；为强效糖皮质激素，作用广泛，主要用于过敏性与自身免疫性炎症性疾病。

85～89.【试题答案】 E、B、C、A、D

【试题解析】本组题考查要点是“药物体内过程基础知识”。

（1）药物进入体循环后向各组织、器官或者体液转运的过程称分布。

（2）生物膜包括细胞膜及各种细胞器的亚细胞膜。物质通过生物膜的现象称为物质的膜转运。

（3）吸收是药物从给药部位进入体循环的过程。

（4）药物在吸收过程或进入体循环后，受体内酶系统的作用，结构发生转变的过程称代谢。

（5）药物及其代谢产物排出体外的过程称排泄。

90～93.【试题答案】 B、D、A、E

【试题解析】本组题考查要点是“化学鉴别法”。根据药物的结构特征或特有官能团可与化学试剂发生颜色变化或产生荧光、产生沉淀、生成气体等具有可检视的显著特征产物的化学反应对药品进行鉴别。例如，盐酸麻黄碱在碱性条件下与硫酸铜形成蓝色配位化合物；吗啡与甲醛－硫酸试液反应显紫堇色；氢化可的松在乙醇溶液中与硫酸苯肼加热显黄色；盐酸四环素与硫酸反应显深紫色，加入三氯化铁溶液变为红棕色；维生素 B_1 在碱性条件下与铁氰化钾反应生成具有蓝色荧光的硫色素；维生素 C 可使二氯靛酚钠褪色；肾上腺素与三氯化铁试液反应则显翠绿色；葡萄糖溶液遇碱性酒石酸铜试液，即生成红色氧化亚铜（Cu_2O）沉淀；尼可刹米与氢氧化钠试液加热，即发生二乙胺臭气，能使湿润的红色石蕊试纸变蓝色。

94～96.【试题答案】C、B、D

【试题解析】本组题考查要点是“药物转运方式”。易化扩散：又称中介转运，是指一些物质在细胞膜载体的帮助下，由膜的高浓度一侧向低浓度一侧转运的过程。简单扩散（simple diffusion）：生物膜为类脂双分子层，脂溶性药物可以溶于脂质膜中，容易穿过细胞膜。对于弱酸或弱碱性药物，这个过程是 pH 依赖性的。在体液 pH 下有部分药物分子可解离成离子型，与非解离型的分子呈平衡状态。未解离的分子型药物脂溶性较大，易通过脂质双分子层；离子型药物脂溶性小，不易透过生物膜。所以解离度小、脂溶性大的药物易吸收。但脂溶性太强时，转运亦会减少。药物的扩散速度取决于膜两侧药物的浓度梯度、药物的脂水分配系数及药物在膜内的扩散速度。药物大多数以这种方式通过生物膜。主动转运（active transport）：药物通过生物膜转运时，借助载体或酶促系统，可以从膜的低浓度一侧向高浓度一侧转运，这种过程称为主动转运。

97～98.【试题答案】 A、D

【试题解析】本组题考查要点是“滴丸剂的常用基质”。

（1）水溶性基质：常用的有聚乙二醇类（聚乙二醇 6000、聚乙二醇 4000 等）、硬脂酸钠、甘油明胶、泊洛沙姆、聚氧乙烯单硬脂酸酯（S－40）等。

（2）脂溶性基质：常用的有硬脂酸、单硬脂酸甘油酯、氢化植物油、虫蜡、蜂蜡等。

99～100.【试题答案】 A、B

【试题解析】本组题考查要点是“气雾剂的抛射剂与附加剂”。

（1）抛射剂一般可分为氯氟烷烃、氢氟烷烃、碳氢化合物及压缩气体四大类。

（2）常与水形成潜溶剂的有乙醇、丙二醇、甘油和聚乙二醇等。

三、综合分析选择题

101.【试题答案】 C

【试题解析】本题考查要点是“维生素 C 注射液”。维生素 C 是主药，显强酸性，由于注射时刺激性大，会产生疼痛，故加碳酸氢钠或碳酸钠，中和部分维生素 C 成钠盐，以避免疼痛；同时由于碳酸氢钠的加入调节了 pH，可增强本品的稳定性。维生素 C 容易被氧化，依地酸二钠是金属螯合剂，用来络合金属离子，防止药品被氧化。亚硫酸氢钠是还原剂（抗氧剂），可以防止药品被氧化。因此，本题的正确答案为 C。

102.【试题答案】 D

【试题解析】本题考查要点是“注射剂常用的附加剂”。亚硫酸氢钠属于抗氧剂，可以防止药品被氧化。因此，本题的正确答案为 D。

103.【试题答案】 A

【试题解析】本题考查要点是“维生素 C 注射液临床适应证”。维生素 C 注射液临床适应证：用于治疗坏血病，也可用于各种急慢性传染性疾病及紫癜等辅助治疗；慢性铁中毒的治疗；特发性高铁血红蛋白症的治疗。因此，本题的正确答案为 A。

104.【试题答案】 E

【试题解析】本题考查要点是“去甲肾上腺素再摄取抑制药——阿米替林”。阿米替林用于治疗各种抑郁症，其镇静作用较强，主要用于治疗焦虑性或激动性抑郁症。因此，本题的正确答案为 E。

105.【试题答案】 A

【试题解析】本题考查要点是“去甲肾上腺素再摄取抑制药——阿米替林”。阿米替林采用生物电子等排体原理，将丙米嗪的氮原子以碳原子取代，并通过双键与侧链相连，便形成二苯并环庚二烯类抗抑郁药。因此，本题的正确答案为 A。

106.【试题答案】 A

【试题解析】本题考查要点是“抗抑郁药分类”。根据药物的作用机制，抗抑郁药可分为去甲肾上腺素再摄取抑制药、选择性 5 - 羟色胺再摄取抑制药、单胺氧化酶抑制药、5 - 羟色胺与去甲肾上腺素再摄取抑制药等多种类型。常用的去甲肾上腺素再摄取抑制药有氯米帕明、地昔帕明、阿米替林、多塞平。因此，本题的正确答案为 A。

107.【试题答案】 A

【试题解析】本题考查要点是“两性霉素 B 脂质体冻干制品的制备材料”。两性霉素为主药，氢化大豆卵磷脂（HSPC）与二硬脂酰磷脂酰甘油为脂质体制备材料，胆固醇用于改善脂质体膜流动性，提高制剂稳定性。蔗糖配制成溶液用于制备脂质体。维生素 E 为抗氧化剂，六水琥珀酸二钠用作缓冲剂。因此，本题的正确答案为 A。

108.【试题答案】 C

【试题解析】本题考查要点是“两性霉素 B 脂质体冻干制品的抗氧化剂”。参考 107 题试题解析内容。

109.【试题答案】 E

【试题解析】本题考查要点是“两性霉素 B 脂质体冻干制品的抗氧化剂”。参考 107 题试题解析内容。

110.【试题答案】 B

【试题解析】本题考查要点是“两性霉素 B 脂质体冻干制品的临床适应证”。两性霉素 B 脂质体冻干制品的临床适应证：适用于系统性真菌感染者；病情呈进行性发展或其他抗真菌药治疗无效者，如败血症、心内膜炎、脑膜炎（隐球菌及其他真菌）、腹腔感染（包括与透析相关者）、肺部感染、尿路感染等。因此，本题的正确答案为 B。

四、多项选择题

111.【试题答案】 ABCDE

【试题解析】本题考查要点是“口服散剂的定义及特点”。由于散剂的分散度较大，往往对制剂的吸湿性、化学活性、气味、刺激性、挥发性等性质影响较大，故对光、湿、热敏感的药物一般不宜制成散剂。因此，本题的正确答案为 ABCDE。

112.【试题答案】 ABCDE

【试题解析】本题考查要点是“片剂包衣的主要目的”。包衣系指在片剂（片芯或素片）表面包裹上一定厚度的衣膜，也用于颗粒或微丸的包衣。包衣的主要目的如下：①掩盖药物的苦味或不良气味，改善用药顺应性，方便服用；②防潮、避光，以增加药物的稳定性；③可用于隔离药物，避免药物间的配伍变化；④改善片剂的外观，提高流动性和美观度；⑤控制药物在胃肠道的释放部位，实现胃溶、肠溶或缓控释等目的。因此，本题的正确答案是 ABCDE。

113.【试题答案】ABCD

【试题解析】本题考查要点是“受体作用的信号转导第二信使”。第一信使：多肽类激素、神经递质、细胞因子及药物等细胞外信使物质。大多数第一信使不能进入细胞内，而是与靶细胞膜表面的特异受体结合，激活受体而引起细胞某些生物学特性的改变，从而调节细胞功能。第二信使：最早发现的第二信使是环磷酸腺苷（cAMP），还有环磷酸鸟苷（cGMP）、二酰基甘油（DAG）、三磷酸肌醇（IP_3）、前列腺素（PGs）、Ca^{2+}、廿碳烯酸类（花生四烯酸）和一氧化氮（NO）等。NO 既有第一信使特征，也有第二信使特征。第三信使：负责细胞核内外信息传递的物质，包括生长因子、转化因子等。因此，本题的正确答案为 ABCD。

114.【试题答案】 ABCDE

【试题解析】本题考查要点是“药品质量保证”。注射剂安全性检查包括异常毒性、细菌内毒素（或热原）、降压物质（包括组胺类物质）、过敏反应、溶血与凝聚等项目。因此，本题的正确答案为 ABCDE。

115.【试题答案】 ABDE

【试题解析】本题考查要点是“栓剂的油脂性基质”。

（1）可可豆脂：是从植物可可树种仁中得到的一种固体脂肪，主要组分为硬脂酸、棕榈酸、油酸、亚油酸和月桂酸等的甘油酯。常温下为白色或淡黄色、脆性蜡状固体，无刺激性，可塑性好，相对密度为0.990～0.998，熔点30℃～35℃，10℃～20℃时易碎成粉末，是较适宜的栓剂基质，但由于其同质多晶型及含油酸具有不稳定性，已渐渐被半合成或合成油脂性基质取代。

（2）半合成或全合成脂肪酸甘油酯：系由天然植物油经水解、分馏所得C12～C18游离脂肪酸，部分氢化后再与甘油酯化而成。这类基质具有适宜的熔点，不易酸败，为目前取代天然油脂的较理想的栓剂基质。

因此，本题的正确答案为ABDE。

116.【试题答案】 ABCDE

【试题解析】本题考查要点是“胶囊剂的分类”。胶囊剂指原料药物与适宜辅料充填于空心胶囊或密封于软质囊材中的固体制剂。胶囊剂主要用于口服，根据对药物溶解度和释放模式的不同需求，可以把胶囊剂制备成硬胶囊、软胶囊（胶丸）、缓释胶囊、控释胶囊和肠溶胶囊。因此，本题的正确答案为ABCDE。

117.【试题答案】 ABC

【试题解析】本题考查要点是“抗精神病药”。常用的苯甲酰胺类抗精神病药有舒必利、硫必利和瑞莫必利。氯普噻吨和氟哌噻吨属于常用的硫杂蒽类抗精神病药物。因此，本题的正确答案为ABC。

118.【试题答案】 ACDE

【试题解析】本题考查要点是“混悬剂的特点”。混悬剂的特点包括以下几点：①有助于难溶性药物制成液体制剂，并提高药物的稳定性。混悬剂中的药物以固体微粒的形式存在，可以提高药物的稳定性。②相比于固体制剂更加便于服用。混悬液属于粗分散体，可以掩盖药物的不良气味。③产生长效作用，混悬剂中的难溶性药物的溶解度低，从而导致药物的溶出速度低，达到长效作用。因此，本题的正确答案为ACDE。

119.【试题答案】ACD

【试题解析】本题考查要点是“药物的协同作用”。药物的协同作用指两药同时或先后使用，可使原有的药效增强，称为协同作用，其包括相加作用、增强作用和增敏作用。

120.【试题答案】 ABDE

【试题解析】本题考查要点是“口服乳剂的特点”。乳剂作为一种药物载体，其主要的特点包括：①乳剂中液滴的分散度很大，药物吸收快、药效发挥快及生物利用度高；②O/W型乳剂可掩盖药物的不良气味，并可以加入矫味剂；③减少药物的刺激性及毒副作用；④可增加难溶性药物的溶解度，如纳米乳，提高药物的稳定性，如对水敏感的药物；⑤油性药物制成乳剂后，能保证剂量准确，且使用方便。因此，本题的正确答案为ABDE。

药学专业知识（一）

临考冲刺模拟试卷（二）

一、最佳选择题（每题1分，共40题，共40分）下列每小题的四个选项中，只有一项是最符合题意的正确答案，多选、错选或不选均不得分。

1. 关于药物经皮吸收及其影响因素的说法，下列各项中错误的是（　　）
A. 药物在皮肤内蓄积作用有利于皮肤疾病的治疗
B. 汗液可使角质层水化从而增大角质层渗透性
C. 皮肤给药只能发挥局部治疗作用
D. 真皮上部存在毛细血管系统，药物达到真皮即可很快地被吸收
E. 药物经皮肤附属器的吸收不是经皮吸收的主要途径

2. 药物的剂型对药物的吸收有很大的影响，下列各剂型中，药物吸收最慢的是（　　）
A. 溶液剂
B. 片剂
C. 胶囊剂
D. 混悬剂
E. 包衣片

3. 庆大霉素引起的神经性耳聋属于(　　)
A. 毒性反应
B. 继发反应
C. 变态反应
D. 特异质反应
E. 药源性疾病

4. 可用于静脉注射的乳化剂是(　　)
A. 阿拉伯胶
B. 西黄蓍胶
C. 卵磷脂
D. 脂肪酸山梨坦
E. 十二烷基硫酸钠

5. 根据药物作用机制分析，下列药物作用属于非特异性作用机制的是（　　）
A. 阿托品阻断M受体而缓解肠胃平滑肌痉挛
B. 阿司匹林抑制环氧酶而解热镇痛
C. 硝苯地平阻断Ca^{2+}通道而降血压
D. 碳酸氢钠碱化尿液而促进弱酸性药物的排泄
E. 氢氯噻嗪抑制肾小管$Na^{+}-Cl^{-}$转运体产生利尿作用

6. 关于药典的说法，错误的是(　　)
A. 药典是记载国家药品标准的主要形式
B.《中国药典》二部不收载化学药品的用法与用量
C.《美国药典》与《美国国家处方集》合并出版，英文缩写为USP－NF
D.《欧洲药典》不收载化学原料药和草药及其制剂

E. 《欧洲药典》收载有制剂通则，但不收载制剂品种

7. 部分激动剂的特点是(　　)

A. 与受体亲和力高，但无内在活性　B. 与受体亲和力弱，但内在活性较强

C. 与受体亲和力和内在活性均较弱　D. 与受体亲和力高，但内在活性较弱

E. 对失活态的受体亲和力大于活化态

8. 可与三氯化铁试液反应显翠绿色的是(　　)

A. 肾上腺素　B. 阿司匹林

C. 丙磺舒　D. 对乙酰氨基酚

E. 盐酸利多卡因

9. 在气雾剂中不要使用的附加剂是(　　)

A. 抛射剂　B. 遮光剂

C. 抗氧剂　D. 润滑剂

E. 潜溶剂

10. 布洛芬的药物结构为 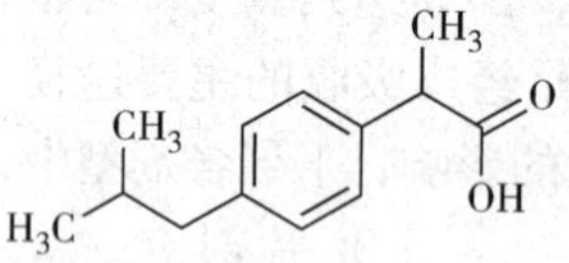

，布洛芬 *S* 型异构体的活性比 *R* 型异构体强 28 倍，但布洛芬通常以外消旋体上市，其原因是(　　)

A. 布洛芬 *R* 型异构体的毒性较小

B. 布洛芬 *R* 型异构体在体内会转化为 *S* 型异构体

C. 布洛芬 *S* 型异构体化学性质不稳定

D. 布洛芬 *S* 型异构体与 *R* 型异构体在体内可产生协同性和互补性作用

E. 布洛芬 *S* 型异构体在体内比 *R* 型异构体易被同工酶 CYP3A4 羟基化失活，体内清除率大

11. 下列哪种片剂是以碳酸氢钠与枸橼酸为崩解剂(　　)

A. 泡腾片　B. 分散片

C. 缓释片　D. 舌下片

E. 植入片

12. 下列哪种药物适合制成胶囊剂(　　)

A. 易风化的药物　B. 吸湿性的药物

C. 药物的稀醇水溶液　D. 具有臭味的药物

E. 油性药物的乳状液

13. 气雾剂的质量要求不包括(　　)

A. 无毒性、无刺激性

B. 泄露和压力检查应符合规定，确保安全使用

C. 烧伤、创伤、溃疡用气雾剂应无菌

D. 气雾剂应置凉暗处保存

E. 抛射剂用量检查

14. 肌内注射属于哪种类型注射剂(　　)

A. 注射用无菌粉末
B. 注射液
C. 混悬型注射剂
D. 乳剂型注射剂
E. 注射用浓溶液

15. 有关口服液体制剂的特点，下列各项中表述错误的是(　　)

A. 药物以分子或微粒状态分散在介质中，分散程度高，吸收快
B. 给药途径广泛，可以内服、外用
C. 水性液体制剂容易霉变，需加入防腐剂
D. 药物分散度较大，不易引起药物的化学降解
E. 液体制剂体积较大，携带运输不方便

16. 既有第一信使特征，也有第二信使特征的信使分子是（　　）

A. 钙离子
B. 神经递质
C. 一氧化氮
D. 生长因子
E. 环磷酸腺苷

17. 用以判断新研发产品是否可替换已上市药品的方法是（　　）

A. 制剂稳定性实验
B. 微生物限度检查法
C. 血浆蛋白结合率测定法
D. 平均滞留时间比较法
E. 生物等效性试验

18. 既可以局部使用，也可以发挥全身疗效，且能避免肝脏首关效应的剂型是(　　)

A. 口服溶液剂
B. 颗粒剂
C. 贴剂
D. 片剂
E. 泡腾片剂

19. 由于竞争性占据酸性转运系统，阻碍青霉素经肾小管分泌，继而延长青霉素作用时间的药物是（　　）

A. 阿米卡星
B. 克拉维酸
C. 头孢哌酮
D. 丙戊酸钠
E. 丙磺舒

20. 属于生理性拮抗的是(　　)

A. 组胺和肾上腺素合用
B. 苯巴比妥诱导肝微粒体酶活性，使避孕药代谢加速，效应降低，使避孕失败
C. 肝素过量可引起出血，用静注鱼精蛋白注射液解救
D. 组胺 H_1 受体阻滞药苯海拉明可阻断组胺 H_1 受体激动药的作用
E. β 受体阻断药可阻断异丙肾上腺素的 β 受体激动作用

21. 微囊的质量要求不包括(　　)

A. 囊形与粒径
B. 载药量
C. 包封率
D. 微囊中药物释放速率
E. 含量均匀度

22. 常用的经皮给药剂型不包括(　　)

A. 凝胶

B. 乳膏

C. 涂剂

D. 搽剂

E. 透皮贴片

23. 下列选项中，关于表观分布容积的说法正确的是(　　)

A. 体内含药物的真实容积

B. 体内药量与血药浓度的比值

C. 有生理学意义

D. 个体血容量

E. 给药剂量与 t 时间血药浓度的比值

24. 以静脉注射为标准参比制剂求得的生物利用度为(　　)

A. 绝对生物利用度

B. 相对生物利用度

C. 静脉生物利用度

D. 生物利用度

E. 参比生物利用度

25. 纳米囊属于下列哪种药物剂型(　　)

A. 乳剂类

B. 混悬液类

C. 气体分散类

D. 微粒类

E. 固体分散类

26. 关于液体制剂的质量要求不包括(　　)

A. 均相液体制剂应是澄明溶液

B. 非均相液体制剂的药物粒子应分散均匀

C. 口服液体制剂应口感适宜

D. 口服液体制剂不得有发霉现象

E. 泄漏和爆破应符合规定

27. 最适合作 O/W 型乳剂的乳化剂的 *HLB* 值是(　　)

A. *HLB* 值在 1～3

B. *HLB* 值在 3～8

C. *HLB* 值在 7～9

D. *HLB* 值在 8～16

E. *HLB* 值在 13～18

28. 关于片剂特点的说法，错误的是(　　)

A. 用药剂量相对准确，服用方便

B. 易吸潮，稳定性差

C. 幼儿及昏迷患者不易吞服

D. 种类多，运输携带方便，可满足不同临床需要

E. 易于机械化、自动化生产

29. 关于药物效价强度的说法，错误的是(　　)

A. 比较效价强度时所指的等效反应一般采用 50% 效应量

B. 药物效价强度用于药物内在活性强弱的比较

C. 药物效价强度用于作用性质相同的药物之间等效剂量的比较

D. 药物效价强度用于作用性质相同的药物之间等效浓度的比较

E. 引起等效反应的相对剂量越小，效价强度越大

30. 药物结构中，抗菌药的化学骨架是(　　)

A. 喹啉酮环

B. 吲哚环

C. 苯乙醇胺

D. 嘧啶环

E. 对氨基苯磺酰胺

31. 阿托伐他汀临床上用于(　　)

A. 降压　　B. 降糖

C. 降血脂　　D. 抗炎

E. 抗病毒

32. 下列各项中，有关 $t_{0.9}$ 的说法正确的是(　　)

A. 对于药物降解，常用降解 1% 所需的时间，称为九分之一衰期，记作 $t_{0.9}$，通常定义为有效期

B. 对于药物降解，常用降解 9% 所需的时间，称为九分之一衰期，记作 $t_{0.9}$，通常定义为有效期

C. 对于药物降解，常用降解 9% 所需的时间，称为十分之一衰期，记作 $t_{0.9}$，通常定义为有效期

D. 对于药物降解，常用降解 1% 所需的时间，称为十分之一衰期，记作 $t_{0.9}$，通常定义为有效期

E. 对于药物降解，常用降解 10% 所需的时间，称为十分之一衰期，记作 $t_{0.9}$，通常定义为有效期

33. 大部分的药物在胃肠道中最主要的吸引部位是(　　)

A. 胃　　B. 小肠

C. 盲肠　　D. 结肠

E. 直肠

34. 下列各类药剂，属于抗心绞痛药的是(　　)

A. Ⅰ类（钠通道阻滞药）　　B. Ⅱ类（β 受体阻断药）

C. 钾通道阻滞药　　D. Ⅳ类钙通道阻滞药

E. 硝酸酯类

35. 下列各项中，属于促胃肠动力药的是(　　)

A. 罗匹尼罗　　B. 他莫昔芬

C. 格拉司琼　　D. 莫沙必利

E. 西沙必利

36. β 肾上腺素受体阻断药是(　　)

A. 普萘洛尔　　B. 纳洛酮

C. 氧烯洛尔　　D. 阿托品

E. 吗啡

37. 非共价键键合是可逆的结合形式，其键合的形式不包括(　　)

A. 范德华力　　B. 氯气

C. 疏水键　　D. 静电引力

E. 偶极相互作用力

38. 手性药物的对映体之间药物活性的差异不包括(　　)

A. 对映异构体之间具有等同的药理活性和强度

B. 对映异构体之间产生相同的药理活性，但强弱不同

C. 对映异构体中一个有活性，一个没有活性

D. 对映异构体之间产生相反的活性

E. 一种对映体具有药理活性，另一对映体具有药效活性

39. 氯胺酮的治疗作用的对映体是(　　)

A. *R*－对映体，安眠镇痛　　B. *S*－（－）－对映体，免疫抑制，抗风湿

C. *S*－对映体，广谱驱虫药　　D. *S*－对映体，抗忧郁

E. *S*－对映体，抗震颤麻痹

40. 关于克拉维酸的说法，错误的是(　　)

A. 克拉维酸是由β－内酰胺环和氢化异噁唑环并合而成，环张力比青霉素大，更易开环

B. 克拉维酸和阿莫西林组成的复方制剂，可使阿莫西林增效

C. 克拉维酸可单独用于治疗耐阿莫西林细菌所引起的感染

D. 克拉维酸与头孢菌素类抗生素联合使用时，可使头孢菌素类药物增效

E. 克拉维酸是一种“自杀性”的酶抑制剂

二、配伍选择题（每题1分，共60题，共60分）题目分为若干组，每组题目对应同一组备选项，备选项可重复选用，也可不选用。每题只有1个备选项最符合题意。

A. ζ电位降低　　B. 分散相与连续相存在密度差

C. 微生物及光、热、空气等作用　　D. 乳化剂失去乳化作用

E. 乳化剂类型改变

造成下列乳剂产生变化的原因是

41. 分层(　　)

42. 转相(　　)

43. 酸败(　　)

44. 絮凝(　　)

A.

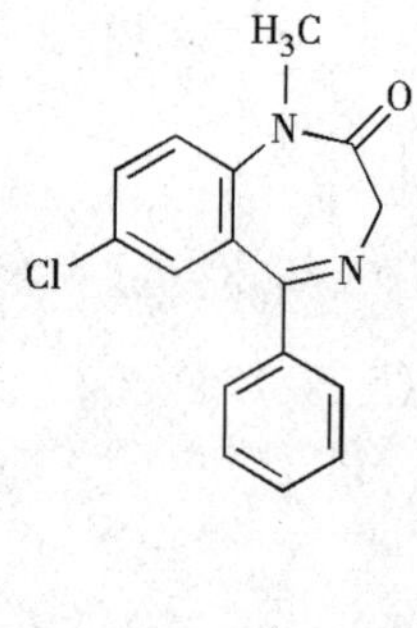

B.

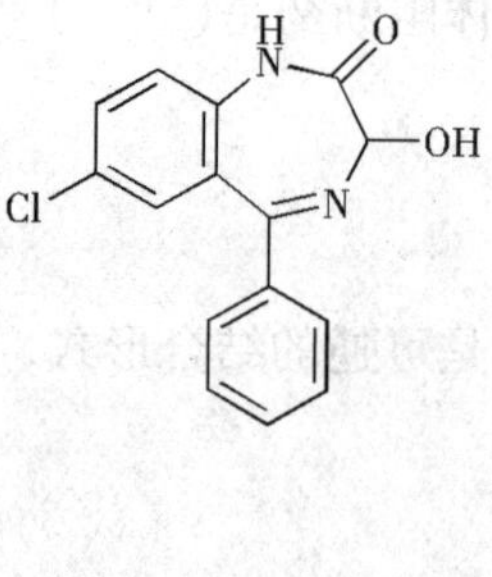

C. 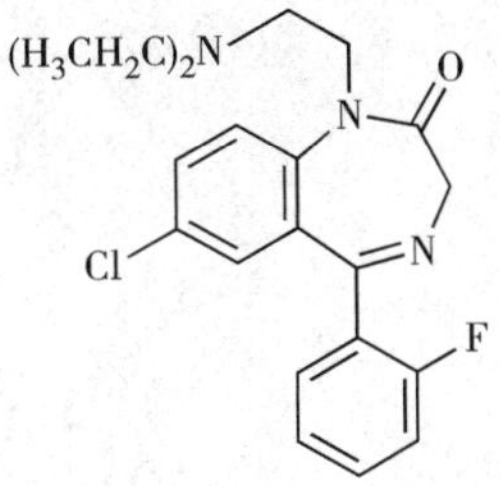

D. 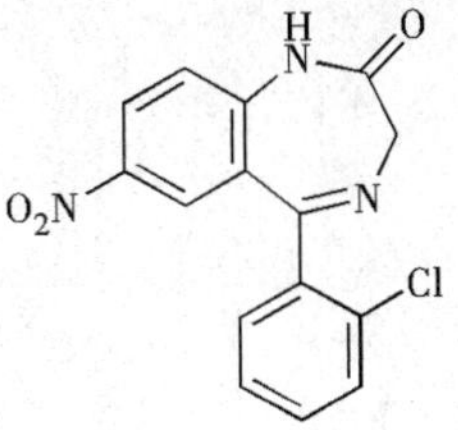

E. 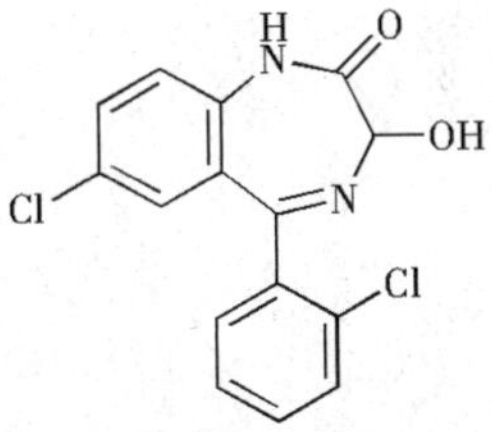

45. 奥沙西泮的化学结构(　　)
46. 劳拉西泮的化学结构(　　)
47. 氟西泮的化学结构(　　)
48. 地西泮的化学结构(　　)
49. 氯硝西泮的化学结构(　　)

A. 分散相乳滴 ζ 点位降低　　B. 分散相连续相存在密度差
C. 乳化剂类型改变　　D. 乳化剂失去乳化作用
E. 微生物的作用

乳剂属于热力学不稳定的非均相分散体系。制成后，放置过程中经常出现分层、絮凝等不稳定现象。

50. 若出现的分层现象经振摇后能恢复原状，其原因是(　　)
51. 若出现的絮凝现象经振摇后能恢复原状，其原因是(　　)

A. 可可豆脂　　B. Poloxamer
C. 甘油明胶　　D. 半合成脂肪酸甘油酯
E. 聚乙二醇

52. 具有同质多晶的性质(　　)
53. 为目前取代天然油脂的较理想的栓剂基质(　　)
54. 具有弹性，不易折断，但塞入腔道后可缓慢溶于分泌液中，延长药物的疗效的是(　　)
55. 不宜与银盐、奎宁、乙酰水杨酸、苯佐卡因、氯碘喹啉、磺胺类等药物配伍的是(　　)
56. 乙烯氧化物和丙烯氧化物的嵌段聚合物（聚醚）(　　)

A. 盐酸普鲁卡因　　B. 苯甲醇

C. 硫代硫酸钠　　D. 明胶
E. 葡萄糖
57. 局麻剂(　　)
58. 抑菌剂(　　)
59. 抗氧剂(　　)
60. 等渗调节剂(　　)

A. 伯氨喹　　B. 异烟肼
C. 非那西丁　　D. 苯妥英钠
E. 环孢素
61. 引起血液系统毒性作用的抗疟药是(　　)
62. 引起血液系统毒性作用的解热镇痛药是(　　)
63. 引起血液系统毒性作用的抗癫痫药是(　　)
64. 引起血液系统毒性作用的抗结核药是(　　)
65. 引起血液系统毒性作用的免疫抑制剂是(　　)

A. 中期引产　　B. 杀菌
C. 抗炎　　D. 泻下
E. 镇静
66. 硫酸镁口服剂型具有(　　)作用。
67. 5%硫酸镁注射液静脉滴注具有(　　)作用。
68. 依沙吖啶1%注射液具有(　　)作用。
69. 依沙吖啶0.1%～0.2%溶液局部涂敷具有(　　)作用。

A. 着色剂　　B. 助悬剂
C. 润湿剂　　D. pH调节剂
E. 溶剂
70. 处方组成中的枸橼酸是作为(　　)
71. 处方组成中的甘油是作为(　　)
72. 处方组成中的羟丙甲纤维是作为(　　)

A. 苯甲酸钠　　B. 烟酰胺
C. 亚硫酸氢钠　　D. 甘油
E. 碘化钾
73. 有机酸及其钠盐助溶剂，如(　　)
74. 酰胺化合物助溶剂，如(　　)
75. 无机盐助溶剂，如(　　)

A. 溶血
B. 变色
C. 结晶析出
D. 水解
E. 粒子的粒径增大

76. 由于血液成分复杂，与药物的注射液混合后可能引起(　　)现象。
77. 20%的甘露醇注射液为过饱和溶液，若加入某些药物如氯化钾、氯化钠等溶液，会引起甘露醇(　　)
78. 静脉注射用脂肪乳剂加入其他药物配伍应慎重，有可能引起(　　)

A. 膜动转运
B. 简单扩散
C. 主动转运
D. 滤过
E. 易化扩散

79. 易吸收解离度小、脂溶性大的药物，药物的扩散速度取决于膜两侧药物的浓度梯度、药物的脂水分配系数及药物在膜内的扩散速度的方式是(　　)
80. 药物通过生物膜转运时，借助载体或酶促系统，可以从膜的低浓度一侧向高浓度一侧转运的方式是(　　)
81. 物质在细胞膜载体的帮助下，由膜的高浓度一侧向低浓度一侧转运的方式是(　　)
82. 水溶性的小分子物质依靠膜两侧的流体静压或渗透压通过孔道，如药物通过肾小球膜的滤过过程是(　　)

A. 注册商标
B. 品牌名
C. 商品名
D. 别名
E. 通用名

83. 药品名称“盐酸黄连素”属于(　　)
84. 药品名称“盐酸小檗碱”属于(　　)

A. 59.0%
B. 236.0%
C. 103.2%
D. 42.4%
E. 44.6%

某临床试验机构进行某仿制药片剂的生物利用度评价试验，分别以原研片剂和注射剂为参比制剂。该药物符合线性动力学特征，单剂量给药，给药剂量分别为口服片剂100mg、静脉注射剂25mg，测得24名健康志愿者平均药－时曲线下面积（$AUC_{0\rightarrow t}$）数据如下表所示：

药品	剂量（mg）	AUC（μg·h/mL）
仿制药片剂	100	44.6 ± 18.9
原研片剂	100	43.2 ± 19.4
原研注射剂	25	18.9 ± 5.3

85. 该仿制药片剂的绝对生物利用度是(　　)
86. 该仿制药片剂的相对生物利用度是(　　)

A. 混悬颗粒　　B. 泡腾颗粒
C. 肠溶颗粒　　D. 缓释颗粒
E. 控释颗粒

87. 耐胃酸的药物是(　　)
88. 难溶性固体药物与适宜辅料混匀制成一定粒度的干燥颗粒剂是(　　)
89. 在规定的释放介质中缓慢地非恒速释放药物的颗粒剂是(　　)
90. 在规定的释放介质中缓慢地恒速释放药物的颗粒剂是(　　)

A. 羧甲基纤维素　　B. 吐温 80
C. 硝酸苯汞　　D. 蒸馏水
E. 硼酸

醋酸可的松滴眼剂（混悬液）的处方组成包括醋酸可的松（微晶）、吐温 80、硝酸苯汞、硼酸、羧甲基纤维素、蒸馏水等。

91. 处方中作为渗透压调节剂的是(　　)
92. 处方中作为助悬剂的是(　　)
93. 处方中作为抑菌剂的是(　　)

A. 崩解剂　　B. 润滑剂
C. 填充剂　　D. 助悬剂
E. 甜味剂

甲氧氯普胺口腔崩解片喷雾干燥混悬液处方组成包括 PVPP、MCC、甘露醇、阿司帕坦。

94. 处方中 PVPP 与 MCC 为(　　)
95. 处方中甘露醇为(　　)
96. 处方中阿司帕坦为(　　)
97. 处方中硬脂酸镁为(　　)

A. 纳洛酮　　B. 阿托品
C. 普萘洛尔　　D. 氧烯洛尔
E. 异丙肾上腺素

98. 阿片受体阻断药是(　　)
99. β 肾上腺素受体部分阻断药是(　　)
100. 乙酰胆碱的竞争性拮抗药是(　　)

三、综合分析选择题（每题 1 分，共 10 题，共 10 分）题目分为若干组，每组题目基于同一个临床情景病例、实例或案例的背景信息逐题展开。每题的备选项中，只有 1 个最符合题意。

静脉注射用脂肪乳

【处方】精制大豆油　50g

精制大豆磷脂　15g

注射用甘油　25g

注射用水加至 1000mL

101. 静脉注射用脂肪乳中的精制大豆磷脂是(　　)

A. 乳化剂
B. 等渗调节剂
C. 还原剂
D. 抗氧剂
E. 稳定剂

102. 静脉注射用脂肪乳制备时所用玻璃容器除去热原可采用的方法为(　　)

A. 吸附法
B. 离子交换法
C. 凝胶滤过法
D. 高温法
E. 酸碱法

103. 静脉注射脂肪乳不可供(　　)的患者使用。

A. 不能口服食物
B. 严重缺乏营养
C. 内科手术后
D. 外科手术后
E. 大面积烧伤

阿奇霉素分散片

【处方】阿奇霉素　250g

羧甲基淀粉钠　50g

乳糖　100g

微晶纤维素　100g

甜蜜素　5g

2% HPMC 水溶液　适量

滑石粉　25g

硬脂酸镁　2.5g

104. 阿奇霉素分散片处方中可以作为崩解剂的是(　　)

A. 羧甲基淀粉钠
B. 微晶纤维素
C. 2% HPMC 水溶液
D. 滑石粉
E. 硬脂酸镁

105. 阿奇霉素分散片处方中可以作为黏合剂的是(　　)

A. 羧甲基淀粉钠
B. 微晶纤维素
C. 2% HPMC 水溶液
D. 滑石粉
E. 硬脂酸镁

106. 阿奇霉素分散片的临床适应证不包括(　　)

A. 急性扁桃体炎
B. 慢性支气管炎急性发作
C. 肺炎支原体所致的肺炎
D. 尿道炎
E. 类风湿关节炎

患者，男，60 岁，近几日出现喘息、咳嗽、胸闷等症状，夜间及凌晨发作加重，呼吸较困难，并伴有哮鸣音。根据其病情表现，该患者初步诊断患有哮喘。

107. 根据诊断结果，可选用的治疗药物是(　　)

A. 沙丁胺醇　　B. 氧氟沙星

C. 地塞米松　　D. 罗红霉素

E. 可待因

108. 可选用治疗药物的主要作用机制（类型）是(　　)

A. 磷酸二酯酶抑制剂　　B. 糖皮质激素类药物

C. 影响白三烯的药物　　D. M 胆碱受体抑制剂

E. β_2 肾上腺素受体激动剂

109. 市售的沙丁胺醇是外消旋体，常用其硫酸盐，其(　　)对 β_2 受体的亲和力较大。

A. *R* – 左旋体　　B. *R* – 右旋体

C. 消旋体　　D. *S* – 右旋体

E. *S* – 左旋体

110. 可选用治疗药物的化学结构是(　　)

A.
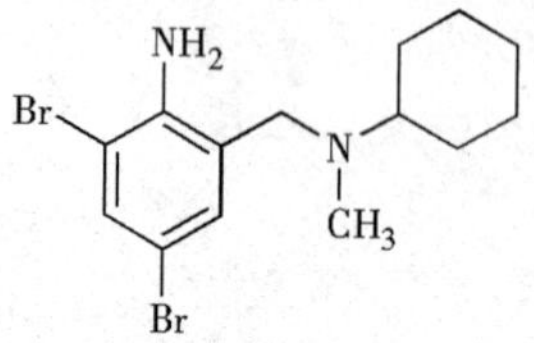

B.
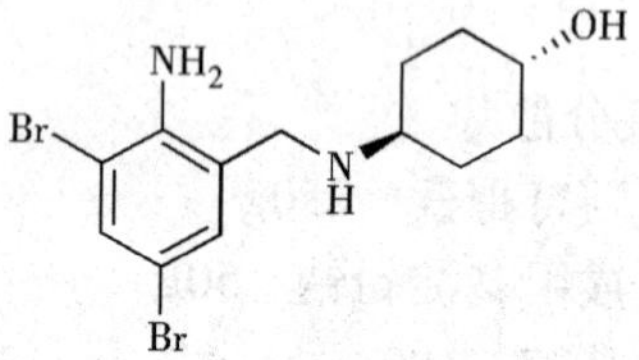

C.
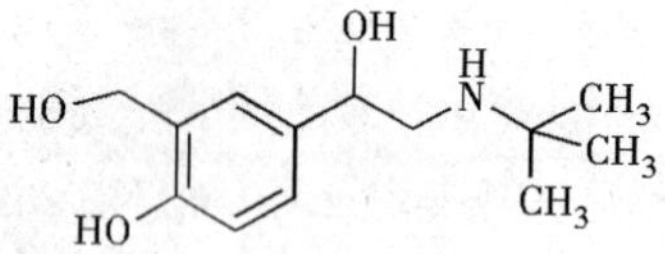

D.
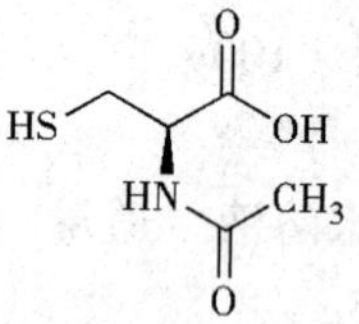

E.
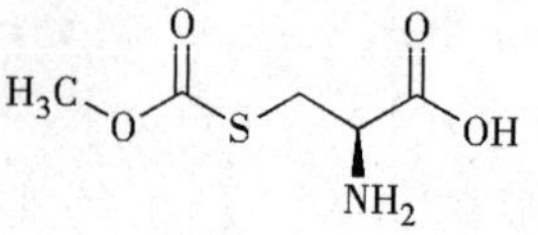

四、多项选择题（每题 1 分，共 10 题，共 10 分）下列每小题的备选答案中，有两个或两个以上符合题意的正确答案，多选、少选、错选、不选均不得分。

111. 药品标准正文内容，除收载有名称、结构式、分子式、分子量与性状外，还载有(　　)

A. 鉴别　　B. 检查

C. 含量测定　　D. 药动学参数

E. 不良反应

112. 下列影响药物作用的因素中，机体方面的因素有(　　)

A. 年龄　　B. 性别

C. 遗传因素

D. 疾病状态

E. 心理因素

113. 药物对血液系统的毒性作用类型有(　　)

A. 对红细胞的毒性作用

B. 对白细胞的毒性作用

C. 对血小板的毒性作用

D. 骨髓抑制

E. 免疫抑制

114. 药物剂型的重要性主要有(　　)

A. 可提高疗效

B. 可改变药物的作用性质

C. 可调节药物的作用速度

D. 可降低（或消除）药物的不良反应

E. 可产生靶向作用

115. 质子泵抑制剂抗溃疡药主要代表药物有(　　)

A. 埃索美拉唑

B. 奥美拉唑

C. 兰索拉唑

D. 泮托拉唑

E. 雷贝拉唑钠

116. 奥美拉唑临床主要用于(　　)

A. 胃和十二指肠溃疡

B. 反流性食管炎

C. 卓 - 艾综合征

D. 消化道出血

E. 幽门螺杆菌感染

117. 药物对心血管系统的毒性作用机制主要包括(　　)

A. 干扰 Na^+ 通道、K^+ 通道、Ca^{2+} 通道及细胞内钙稳态

B. 改变冠脉血流和心肌能量代谢

C. 氧化应激

D. 影响心肌细胞肌浆网和线粒体的功能

E. 诱导心肌细胞凋亡和坏死

118. 药品的包装材料的质量要求包括(　　)

A. 材料的确认

B. 材料的化学性能检查

C. 材料的物理性能检查

D. 材料、容器的使用性能检查

E. 材料、容器的生物安全检查

119. 常用的第二代头孢菌素类抗生素有(　　)

A. 头孢克洛

B. 氯碳头孢

C. 头孢呋辛

D. 头孢呋辛

E. 头孢哌酮

120. 可用于除去溶剂中热原的方法有(　　)

A. 吸附法

B. 超滤法

C. 反渗透法

D. 离子交换法

E. 凝胶过滤法

模拟试卷（二）参考答案及解析

一、最佳选择题

1.【试题答案】 C

【试题解析】本题考查要点是“皮肤给药”。选项 A 说法正确，因为药物在经皮吸收过程中可能与角质层的角蛋白发生结合或吸附，或者亲脂性药物溶解在角质层内形成高浓度，这些因素都可能引起药物在皮肤内产生蓄积。蓄积作用有利于皮肤疾病的治疗。选项 B 说法正确，因为当皮肤上覆盖薄膜或软膏，妨碍水分蒸发，汗在皮肤内积蓄，使角质层水化。水化的角质层密度降低，渗透性变大。选项 C 说法错误，因为皮肤给药常用于皮肤疾患的治疗或起保护皮肤的作用。药物应用于皮肤上后，可以渗透通过皮肤进入血液循环。大部分药物经皮渗透速度很小，只能起到皮肤局部的治疗作用。当药物治疗剂量小，经皮渗透速度大时，有可能产生全身治疗作用或副作用。选项 D 说法正确，因为表皮下方为真皮，由结缔组织构成，毛发、毛囊、皮脂腺和汗腺等皮肤附属器存在于其中，并有丰富的血管和神经。真皮的上部存在毛细血管系统，药物渗透到达真皮会很快地被吸收。选项 E 说法正确，因为皮肤的附属器毛囊、皮脂腺和汗腺是药物通过皮肤的另一条途径。药物通过皮肤附属器的速度比表皮途径快，但皮肤附属器在皮肤表面所占的面积约为 0.1%，因此不是药物经皮吸收的主要途径。因此，本题的正确答案为 C。

2.【试题答案】 E

【试题解析】本题考查要点是“剂型对药物吸收的影响”。不同口服剂型，药物从制剂中的释放速度不同，其吸收的速度和程度也往往相差很大。一般认为口服剂型药物的生物利用度顺序为溶液剂 > 混悬剂 > 胶囊剂 > 片剂 > 包衣片。因此，本题的正确答案为 E。

3.【试题答案】 E

【试题解析】本题考查要点是“药物的不良反应”。多数药物不良反应是药物固有的效应，在一般情况下是可以预知的，但不一定是能够避免的。少数较严重的不良反应较难恢复，称为药源性疾病，例如庆大霉素引起的神经性耳聋、肼屈嗪引起的红斑性狼疮等。因此，本题的正确答案为 E。

4.【试题答案】C

【试题解析】本题考查要点是“原料与乳化剂的选择”。原料与乳化剂的选择：①原料一般选用植物油，如大豆油、麻油、红花油等，所用油必须符合《中国药典》的要求。②乳化剂常用的有卵磷脂、豆磷脂及普朗尼克 F－68 等。一般以卵磷脂为好，由于卵磷脂极不稳定，在－20℃条件下保存有效期 6 个月，现购现用。③稳定剂常用油酸钠。因此，本题的正确答案为 C。

5.【试题答案】 D

【试题解析】本题考查要点是“药物的作用机制”。A 选项作用机制是作用于受体发挥药理作用。B 选项作用机制是影响酶的活性。C 选项作用机制是影响细胞膜离子通道。D 选项是碳酸氢钠非特异性作用。E 选项作用机制是影响生理活性物质及其转运体。因此，本题的正确答案为 D。

6. 【试题答案】 D

【试题解析】本题考查要点是“国际药品标准”。《欧洲药典》标准正文收载品种包括化学原料药（API）、辅料、生物制品、放射性药物制剂、草药及其制剂、顺势疗法制剂、人用缝线等。因此，本题的正确答案为D。

7. 【试题答案】 D

【试题解析】本题考查要点是“受体的激动药和拮抗药”。部分激动药对受体有很高的亲和力，但内在活性不强（$\alpha<1$）。因此，本题的正确答案为D。

8. 【试题答案】 A

【试题解析】本题考查要点是“化学鉴别法”。根据药物的结构特征或特有官能团可与化学试剂发生颜色变化或产生荧光、产生沉淀、生成气体等具有可检视的显著特征产物的化学反应对药品进行鉴别。例如，盐酸麻黄碱在碱性条件下与硫酸铜形成蓝色配位化合物；吗啡与甲醛－硫酸试液反应显紫堇色；氢化可的松在乙醇溶液中与硫酸苯肼加热显黄色；盐酸四环素与硫酸反应显深紫色，加入三氯化铁溶液变为红棕色；维生素B_1在碱性条件下与铁氰化钾反应生成具有蓝色荧光的硫色素；维生素C可使二氯靛酚钠褪色；肾上腺素与三氯化铁试液反应则显翠绿色；葡萄糖溶液遇碱性酒石酸铜试液，即生成红色氧化亚铜（Cu_2O）沉淀；尼可刹米与氢氧化钠试液加热，即发生二乙胺臭气，能使湿润的红色石蕊试纸变蓝色。因此，本题的正确答案为A。

9. 【试题答案】 B

【试题解析】本题考查要点是“气雾剂的附加剂”。气雾剂本身就是装在钢瓶中的，所以不需要加入遮光剂。因此，本题的正确答案是B。

10. 【试题答案】 B

【试题解析】本题考查要点是“芳基丙酸类药物”。芳基丙酸类药物是在芳基乙酸的α－碳原子上引入甲基得到的，代表药物是布洛芬，目前临床上使用消旋体，但*S*－异构体的活性优于*R*－异构体。在体内无效的*R*－（－）－布洛芬在酶的催化下，通过形成辅酶A硫酯中间体，发生构型逆转，可转变为*S*－（＋）－布洛芬，而且布洛芬在消化道滞留的时间越长，其*S*∶*R*的比值就越大，故通常布洛芬以外消旋形式应用。因此，本题的正确答案为B。

11. 【试题答案】 A

【试题解析】本题考查要点是“片剂的常用辅料——崩解剂”。崩解剂系指促使片剂在胃肠液中迅速破裂成细小颗粒的辅料。除了缓释片、控释片、咀嚼片等有特殊要求的片剂外，一般均需加入崩解剂。常用的崩解剂有：干淀粉（适于水不溶性或微溶性药物）、羧甲淀粉钠（CMS－Na，高效崩解剂）、低取代羟丙基纤维素（L－HPC，吸水迅速膨胀）、交联羧甲基纤维素钠（CCMC－Na）、交联聚维酮（PVPP）和泡腾崩解剂（碳酸氢钠和枸橼酸组成的混合物，也可以用柠檬酸、富马酸与碳酸钠、碳酸钾、碳酸氢钾）等。因此，本题的正确答案为A。

12. 【试题答案】 D

【试题解析】本题考查要点是“胶囊剂的特点”。

（1）胶囊剂的优点：①掩盖药物的不良嗅味，提高药物稳定性：药物在胶囊壳的保护下，免于空气、光线等的干扰，掩蔽药物的不良臭味，保护性质不稳定的药物，以维持药物的稳定性。②起效快、生物利用度高：药物以粉末或颗粒状态直接填装于囊壳中，不同于片剂、丸剂等剂型，胶囊剂未经机械挤压等过程，使该制剂在目标位置迅速分散、释放和吸收，快速起效，提高生物利用度。③帮助液态药物固体剂型化：可以把难以制成丸剂、片剂等固体制剂的液态药物或含油量高的药物充填于软质胶囊中，制成方便携带、服用和剂量明确的软胶囊。④药物缓释、控释和定位释放：将药物制成缓释、控释的颗粒，按需装入胶囊中，起到缓控释的作用；肠溶胶囊壳装载药物，可在小肠处定位释放；可制成定位在直肠或阴道的腔道给药的胶囊剂。

（2）胶囊剂的局限性：除了上述胶囊剂的优点外，从药物稳定性、制备工艺和经济效应方面考虑，胶囊剂还存在很多局限性。①胶囊壳多以明胶为原料制备，受温度和湿度影响较大。以湿度为例，相对湿度较低易导致胶囊壳龟裂、减重；相对湿度较高胶囊壳易变形、增重。因此在制备、贮存时应该妥善处理。②生产成本相对较高。胶囊剂是把药物制备成粉末、颗粒、小片、小丸等后，填充于囊壳中。相比于上述几种剂型，其增加了制备的工艺程序和生产成本。③婴幼儿和老人等特殊群体，口服此剂型的制剂有一定困难。④胶囊剂型对内容物具有一定的要求，一些药物不适宜制备成胶囊剂。例如，会导致囊壁溶化的水溶液或稀乙醇溶液药物；会导致囊壁软化的风化性药物；会导致囊壁脆裂的强吸湿性的药物；导致明胶变性的醛类药物；会导致囊材软化或溶解的含有挥发性、小分子有机物的液体药物；会导致囊壁变软的 O/W 型乳剂药物。因此，本题的正确答案为 D。

13.【试题答案】 E

【试题解析】本题考查要点是“气雾剂的质量要求”。气雾剂的一般质量要求：①无毒性、无刺激性；②抛射剂为适宜的低沸点液体；③气雾剂容器应能耐受所需的压力，每压一次，必须喷出均匀的细雾状的雾滴或雾粒，并释放出准确的剂量；④泄露和压力检查应符合规定，确保安全使用；⑤烧伤、创伤、溃疡用气雾剂应无菌；⑥气雾剂应置凉暗处保存，并避免暴晒、受热、敲打、撞击。因此，本题的正确答案为 E。

14.【试题答案】 B

【试题解析】本题考查要点是“注射剂的分类”。根据《中国药典》通则规定，注射剂可分为注射液、注射用无菌粉末与注射用浓溶液。①注射液系指原料药物或与适宜的辅料制成的供注入体内的无菌液体制剂。包括溶液型、乳状液型或混悬型等注射液。可用于皮下注射、皮内注射、肌内注射、静脉注射、静脉滴注等。其中，供静脉滴注用的大容量注射液（除另有规定外，一般不小于 100mL，生物制品一般不小于 50mL）也称输液。中药注射剂一般不宜制成混悬型注射液。②注射用无菌粉末系指原料药物或与适宜辅料制成的供临用前用无菌溶液配制成注射液的无菌粉末或无菌块状物。可用适宜的注射用溶剂配制后注射，也可用静脉输液配制后静脉滴注。③注射用浓溶液系指原料药物与适宜辅料制成的供临用前稀释后静脉滴注用的无菌浓溶液。生物制品一般不宜制成注射用浓溶液。因此，本题的正确答案为 B。

15.【试题答案】 D

【试题解析】本题考查要点是“口服液体制剂的特点”。

（1）口服液体制剂的优点：①药物以分子或微粒状态分散在介质中，分散程度高，吸收快，作用较迅速；②给药途径广泛，可以内服、外用；③易于分剂量，使用方便，尤其适用于婴幼儿和老年患者；④药物分散于溶剂中，能减少某些药物的刺激性，通过调节液体制剂的浓度，避免固体药物（溴化物、碘化物等）口服后由于局部浓度过高引起胃肠道刺激作用。

（2）口服液体制剂的缺点：①药物分散度较大，易引起药物的化学降解，从而导致失效；②液体制剂体积较大，携带运输不方便；③非均相液体制剂的药物分散度大，分散粒子具有很大的比表面积，易产生一系列物理稳定性问题；④水性液体制剂容易霉变，需加入防腐剂。

因此，本题的正确答案为D。

16.【试题答案】 C

【试题解析】本题考查要点是“受体作用的信号转导”。乙酰胆碱、缓激肽、ATP等可通过促进Ca^{2+}内流，激活细胞内一氧化氮合酶（NOS），生成NO。NO可激活可溶性鸟苷酸环化酶（sGC），升高细胞内cGMP水平，产生松弛血管平滑肌、抑制血小板聚集和参与神经传递等生物效应。NO分子小，具脂溶性，能通过生物膜快速扩散，这使NO具备自分泌和旁分泌的作用。NO生成后不仅能对自身细胞，也能对邻近细胞中的靶分子发生作用，发挥细胞或突触的信息传递作用。因此，NO是一种既有第一信使特征，也有第二信使特征的信使分子。因此，本题的正确答案为C。

17.【试题答案】 E

【试题解析】本题考查要点是“生物等效性”。生物等效性是指在相似的试验条件下单次或多次给予相同剂量的试验药物后，受试制剂中药物的吸收速度和吸收程度与参比制剂的差异在可接受范围内，反映其吸收程度和速度的主要药动学参数无统计学差异。生物等效性也是评价药物或制剂质量的重要指标，它侧重于与预先确定的等效标准和限度进行比较，保证含同一药物活性成分的不同制剂体内行为的一致性，用以判断新研发产品是否可替换已上市药品。因此，本题的正确答案为E。

18.【试题答案】C

【试题解析】本题考查要点是“贴剂”。贴剂系指药物与适宜的材料制成的供贴敷在皮肤上的，可产生全身性或局部作用的一种薄片状柔性制剂。贴剂避免了口服给药可能发生的肝首关效应及胃肠灭活，药物可长时间持续扩散进入血液循环，提高了治疗效果。因此，本题的正确答案为C。

19.【试题答案】 E

【试题解析】本题考查要点是“β－内酰胺类抗菌药物——青霉素”。青霉素的钠或钾盐经注射给药后，能够被快速吸收，同时也很快以游离酸的形式经肾脏排出，在血清中的半衰期只有30分钟，为了延长青霉素在体内的作用时间，可将青霉素和丙磺舒合用，以降低青霉素的排泄速度。因此，本题的正确答案为E。

20.【试题答案】 A

【试题解析】本题考查要点是“药物效应的拮抗作用”。

（1）生理性拮抗是指两个激动药分别作用于生理作用相反的两个特异性受体。例如，自体活性物质组胺可作用于H_1组胺受体，引起支气管平滑肌收缩，使小动脉、小静脉和毛细血管扩张，毛细血管通透性增加，引起血压下降，甚至休克；肾上腺素作用于β肾上腺素受体，使支气管平滑肌松弛，小动脉、小静脉和毛细血管前括约肌收缩，可迅速缓解休克，用于治疗过敏性休克；组胺和肾上腺素合用则发挥生理性拮抗作用。

（2）生化性拮抗是指两药联合用药时，一个药物通过诱导生化反应而使另外一个药物的药效降低。例如，苯巴比妥诱导肝微粒体酶活性，使避孕药代谢加速，效应降低，使避孕失败。

（3）化学性拮抗是指两药联合用药时，一个药物通过诱导化学反应形成合用药物的无活性复合物而使另外一个药物的药效降低。例如，肝素过量可引起出血，用静注鱼精蛋白注射液解救，因后者是带有强大阳电荷的蛋白，能与带有强大阴电荷的肝素形成稳定的复合物，使肝素的抗凝血作用迅速消失。

（4）药理性拮抗是指当一种药物与特异性受体结合后，阻止激动药与其结合，从而降低药效。例如，组胺 H_1 受体阻断药苯海拉明可阻断组胺 H_1 受体激动药的作用；β 受体阻断药可阻断异丙肾上腺素的 β 受体激动作用。上述两药合用时的作用完全消失又称抵消作用，而两药合用时其作用小于单用时的作用则称为相减作用。

因此，本题的正确答案为 A。

21.【试题答案】 E

【试题解析】本题考查要点是“微囊的质量要求”。微囊的质量要求包括：①微囊的囊形；②粒径；③载药量与包封率；④微囊中药物释放速率。因此，本题的正确答案为 E。

22.【试题答案】 D

【试题解析】本题考查要点是“皮肤给药”。剂型能影响药物的释放性能，药物从给药系统中容易释放，有利于药物的经皮渗透。常用的经皮给药剂型有凝胶、乳膏、涂剂和透皮贴片等，药物从这些剂型中的释放速度往往有显著差异。因此，本题的正确答案为 D。

23.【试题答案】 B

【试题解析】本题考查要点是“表观分布容积的概念”。表观分布容积是体内药量与血药浓度间相互关系的一个比例常数，用“V”表示。它可以设想为体内的药物按血浆浓度分布时，所需要体液的理论容积。因此，本题的正确答案为 B。

24.【试题答案】 A

【试题解析】本题考查要点是“生物利用度的研究方法”。生物利用度的研究方法有血药浓度法、尿药数据法和药理效应法等，方法的选择取决于研究目的、测定药物的分析方法和药物的药动学性质。血药浓度法是生物利用度研究最常用的方法。

生物利用度可分绝对生物利用度与相对生物利用度。绝对生物利用度是以静脉制剂为参比制剂获得的药物活性成分吸收进入血液循环的相对量，通常用于原料药和新剂型的研究；相对生物利用度是以其他非静脉途径给药的制剂为参比制剂获得的药物活性成分吸收进入血液循环的相对量，用于剂型之间或同种剂型不同制剂之间的比较。

因此，本题的正确答案为 A。

25.【试题答案】 D

【试题解析】本题考查要点是“剂型的分类——按分散体系分类”。真溶液类：如溶液剂、糖浆剂、甘油剂、溶液型注射剂等。胶体溶液类：如溶胶剂、胶浆剂。乳剂类：如口服乳剂、静脉乳剂、乳膏剂等。混悬液类：如混悬型洗剂、口服混悬剂、部分软膏剂等。气体分散类：如气雾剂、喷雾剂等。固体分散类：如散剂、丸剂、胶囊剂、片剂等普通剂型。这类制剂在药物制剂中占有很大的比例。微粒类：药物通常以不同大小的微粒呈液体或固体状态分散，主要特点是粒径一般为微米级（如微囊、微球、脂质体等）或纳米级（如纳米囊、纳米粒、纳米脂质体等），这类剂型能改变药物在体内的吸收、分布等方面特征，是近年来大力研发的药物靶向剂型。因此，本题的正确答案为D。

26.【试题答案】 E

【试题解析】本题考查要点是“液体制剂的一般质量要求”。均相液体制剂应是澄明溶液；非均相液体制剂的药物粒子应分散均匀；口服的液体制剂应外观良好，口感适宜；制剂应稳定、无刺激性，不得有发霉、酸败、变色、异物、产生气体或其他变质现象；包装容器适宜，方便患者携带和使用。因此，本题的正确答案为E。

27.【试题答案】 D

【试题解析】本题考查要点是“表面活性剂的应用”。

（1）乳化剂：一般来说，亲水亲油平衡值（*HLB*）值在3～8的表面活性剂适用作W/O型乳化剂；*HLB* 值在8～16的表面活性剂可用作O/W型乳化剂。阳离子表面活性剂由于其毒性和刺激性比较大，故不做内服乳剂的乳化剂用；阴离子表面活性剂一般作为外用制剂的乳化剂；两性离子表面活性剂，如琼脂、阿拉伯胶等可用作内服制剂的乳化剂；非离子表面活性剂不仅毒性低，而且相容性好，不易发生配伍变化，对pH的改变以及电解质均不敏感，可用于外用或内服制剂。

（2）润湿剂：能起润湿作用的物质叫润湿剂。表面活性剂作为润湿剂时，最适 *HLB* 值通常为7～9，并且要在合适的温度下才能够起到润湿作用。

因此，本题的正确答案为D。

28.【试题答案】 B

【试题解析】本题考查要点是“口服片剂的特点”。片剂的优点包括以下方面：①以片数为剂量单位，剂量准确、服用方便。②受外界空气、水分、光线等影响较小，化学性质更稳定。③生产机械化、自动化程度高，生产成本低、产量大，售价较低。④种类较多，可满足不同临床医疗需要，如速效（分散片）、长效（缓释片）等，应用广泛。⑤运输、使用、携带方便。

片剂的缺点包括以下方面：①幼儿、老年患者及昏迷患者等不易吞服。②制备工序较其他固体制剂多，技术难度更高。③某些含挥发性成分的片剂，贮存期内含量会下降。因此，本题的正确答案为B。

29.【试题答案】 B

【试题解析】本题考查要点是“效价强度”。效价强度是指能引起等效反应（一般采用50%效应量）的相对剂量或浓度。效价强度用于作用性质相同的药物之间的等效剂量或浓度的比较，其值越小则强度越大。效能反映了药物的内在活性。因此，本题的正确答案为B。

30.【试题答案】 A

【试题解析】本题考查要点是“药物的结构和名称”。抗菌药的化学骨架是喹啉酮环。因此，本题的正确答案为A。

31.【试题答案】 C

【试题解析】本题考查要点是“调节血脂药”。阿托伐他汀临床上用于各型高胆固醇血症和混合型高脂血症，因此阿托伐他汀的主要用途是降血脂。因此，本题的正确答案为C。

32.【试题答案】 E

【试题解析】本题考查要点是“药品有效期”。对于药物降解，通常将降解10%所需的时间（称为十分之一衰期，记作$t_{0.9}$）定义为有效期。恒温时，$t_{0.9}=\frac{0.1054}{k}$。式中，k为降解速度常数，单位h^{-1}。因此，本题的正确答案为E。

33.【试题答案】B

【试题解析】本题考查要点是“药物的胃肠道吸收”。小肠液的pH5～7，是弱碱性药物吸收的理想环境。大多数药物的最佳吸收部位是十二指肠或小肠上部，药物可以通过被动扩散途径吸收，小肠也是药物主动转运吸收的特异性部位。因此，本题的正确答案为B。

34.【试题答案】 E

【试题解析】本题考查要点是“抗心绞痛药物的种类”。抗心律失常药主要包括Ⅰ类（钠通道阻滞药）、Ⅱ类（β受体阻断药）、Ⅲ类（钾通道阻滞药）、Ⅳ类（钙通道阻滞药）。抗心绞痛药主要包括硝酸酯类、钙通道阻滞药。因此，本题的正确答案为E。

35.【试题答案】 D

【试题解析】本题考查要点是“促胃肠动力药”。促胃肠动力药主要有甲氧氯普胺、多潘立酮、伊托必利、莫沙必利。因此，本题的正确答案为D。

36.【试题答案】 A

【试题解析】本题考查要点是“拮抗药”。普萘洛尔是β肾上腺素受体阻断药。因此，本题的正确答案为A。

37.【试题答案】 B

【试题解析】本题考查要点是“非共价键的键合类型”。非共价键键合是可逆的结合形式，其键合的形式有：范德华力、氢键、疏水键、静电引力、电荷转移复合物、偶极相互作用力等。因此，本题的正确答案为B。

38.【试题答案】 E

【试题解析】本题考查要点是“药物的手性结构对药物活性的影响”。手性药物的对映体之间药物活性的差异主要有以下几个方面。①对映异构体之间具有等同的药理活性和强度；②对映异构体之间产生相同的药理活性，但强弱不同；③对映异构体中一个有活性，一个没有活性；④对映异构体之间产生相反的活性；⑤对映异构体之间产生不同类型的药理活性；⑥一种对映体具有药理活性，另一对映体具有毒性作用。因此，本题的正确答案为E。

39.【试题答案】 A

【试题解析】本题考查要点是“手性药物两对映体分别起不同的治疗作用和毒副作用”。氯胺酮的治疗作用的对映体是*R*－对映体，安眠镇痛。青霉胺的治疗作用的对映体是*S*－

(-) -对映体，免疫抑制，抗风湿。四咪唑的治疗作用的对映体是 *S* -对映体，广谱驱虫药。米安色林的治疗作用的对映体是 *S* -对映体，抗忧郁。左旋多巴的治疗作用的对映体是 *S* -对映体，抗震颤麻痹。因此，本题的正确答案为 A。

40.【试题答案】 C

【试题解析】本题考查要点是“氧青霉烷类”。克拉维酸是由 β-内酰胺环和氢化异噁唑环并合而成，环张力比青霉素要大得多，因此易接受 β-内酰胺酶中亲核基团的进攻，进行不可逆的烷化，使 β-内酰胺酶彻底失活。所以克拉维酸是一种“自杀性”的酶抑制剂。临床上使用克拉维酸和阿莫西林组成的复方制剂，可使阿莫西林增效 130 倍，用于治疗耐阿莫西林细菌所引起的感染。克拉维酸也可与其他 β-内酰胺类抗生素联合使用，可使头孢菌素增效 2 ~8 倍。因此，本题的正确答案为 C。

二、配伍选择题

41 ~44.【试题答案】 B、E、C、A

【试题解析】本组题考查要点是“乳剂的稳定性”。

(1) 分层：又称乳析，是指乳剂放置后出现分散相粒子上浮或下沉的现象。分层的主要原因是由于分散相和分散介质之间的密度差造成的。

(2) 转相：又称为转型，是指由于某些条件的变化而改变乳剂类型的现象。由 O/W 型转变成 W/O 型或发生相反的变化。转相通常是由于乳化剂性质发生改变引起的，如油酸钠本来为 O/W 型乳化剂，加入足量的氯化钙，转变为 W/O 型乳化剂，可使乳剂转变成 W/O 型乳剂。另外，向乳剂中加入相反类型的乳化剂也可使乳剂转相。转相时两种乳化剂的量比称为转相临界点，只有大于临界点才发生转相。

(3) 酸败：是指乳剂受外界因素及微生物的影响，使其中的油、乳化剂等发生变质的现象，可加入抗氧剂与防腐剂等防止或延缓酸败的发生。

(4) 絮凝：指乳剂中分散相的乳滴由于某些因素的作用使其荷电减少，ζ 电位降低，出现可逆性的聚集现象。若絮凝状态进一步发生变化也可引起乳剂的合并或破裂。乳剂中的电解质和离子型乳化剂是产生絮凝的主要原因，同时絮凝与乳剂的黏度、相容积比以及流变性有密切的关系。

(5) 合并与破裂：合并是指乳剂中乳滴周围的乳化膜出现部分破裂，导致液滴合并变大的现象。破裂是指液滴合并进一步发展，最后使得乳剂形成油相和水相两相的现象。破裂是一个不可逆过程。

45 ~49.【试题答案】 B、E、C、A、D

【试题解析】本组题考查要点是“镇静与催眠药——苯二氮䓬类药物的化学结构”。

(1) 奥沙西泮的化学结构是：

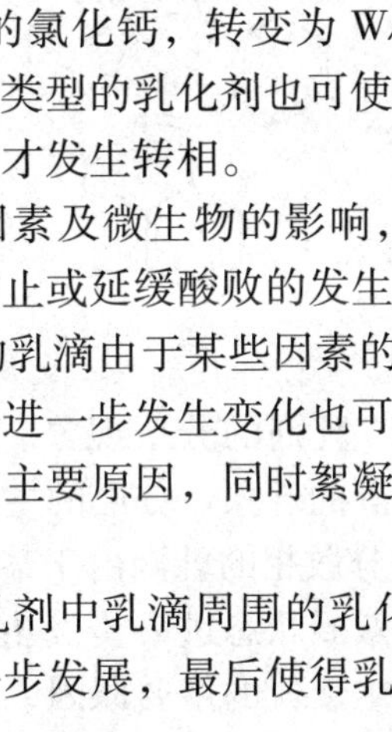

（2）劳拉西泮的化学结构是：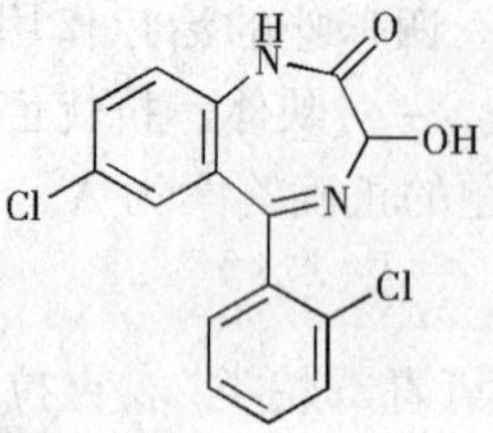

（3）氟西泮的化学结构是：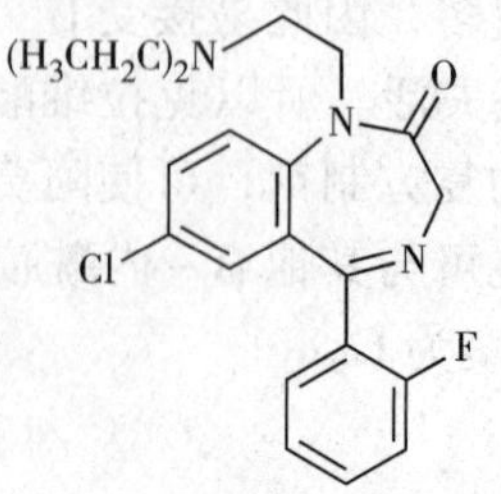

（4）地西泮的化学结构是：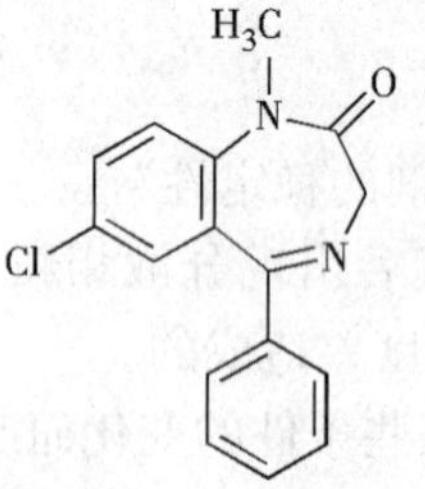

（5）氯硝西泮的化学结构是：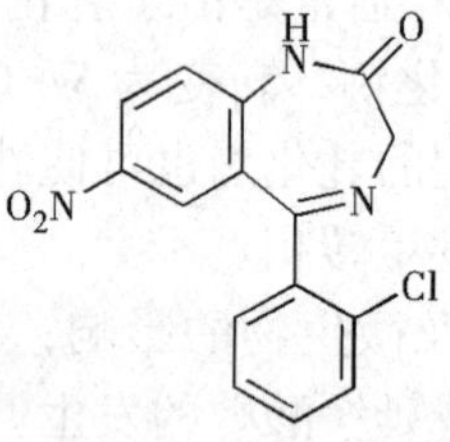

50～51.【试题答案】B、A

【试题解析】本组题考查要点是“乳剂的分层现象、絮凝现象”。分层又称乳析，是指乳剂放置后出现分散相粒子上浮或下沉的现象。分层的主要原因是由于分散相和分散介质之间的密度差造成的。絮凝（指乳剂中分散相的乳滴由于某些因素的作用使其荷电减少，ζ电位降低，出现可逆性的聚集现象。若絮凝状态进一步发生变化也可引起乳剂的合并或破裂。乳剂中的电解质和离子型乳化剂是产生絮凝的主要原因，同时絮凝与乳剂的黏度、相容积比以及流变性有密切的关系。

52～56.【试题答案】 A、D、C、E、B

【试题解析】本组题考查要点是“栓剂的常用基质”。

（1）油脂性基质：①可可豆脂：是从植物可可树种仁中得到的一种固体脂肪，主要组分为硬脂酸、棕榈酸、油酸、亚油酸和月桂酸等的甘油酯。常温下为白色或淡黄色、脆性蜡状固体，无刺激性，可塑性好，相对密度为0.990～0.998，熔点30～35℃，10～20℃时易碎成粉末，是较适宜的栓剂基质，但由于其同质多晶型及含油酸具有不稳定性，已渐渐被半合成或合成油脂性基质取代。②半合成或全合成脂肪酸甘油酯：系由天然植物油经水解、分馏所得 C12 ~ C18 游离脂肪酸，部分氢化后再与甘油酯化而成。这类基质具有适宜的熔点，不易酸败，为目前取代天然油脂的较理想的栓剂基质。

（2）水溶性基质：①甘油明胶：系用明胶、甘油与水制成，有弹性，不易折断，但塞入腔道后可缓慢溶于分泌液中，延长药物的疗效。其溶出速率可随水、明胶、甘油三者的比例改变而改变，甘油与水的含量越高，越易溶解。甘油能防止栓剂干燥，通常用水∶明胶∶甘油 =10∶20∶70 的配比。以本品为基质的栓剂贮存时应注意在干燥环境中的失水性。本品也易滋长霉菌等微生物，故需加抑菌剂。明胶是胶原的水解物，凡与蛋白质能产生配伍变化的药物，如鞣酸、重金属盐等均不能用甘油明胶作基质。②聚乙二醇（PEG）：为乙二醇的高分子聚合物总称，为结晶性载体，易溶于水，为难溶性药物的常用载体。PEG1000、4000、6000 三种的熔点分别为 38 ~40℃、40 ~48℃、55 ~63℃。通常将两种或两种以上的不同分子量的聚乙二醇加热熔融、混匀，制得所要求的栓剂基质。本品不需冷藏，贮存方便，但吸湿性较强，对黏膜产生刺激性，加入约 20% 的水润湿或在栓剂表面涂鲸蜡醇、使用硬脂醇薄膜可减轻刺激。PEG 基质不宜与银盐、奎宁、乙酰水杨酸、苯佐卡因、氯碘喹啉、磺胺类等药物配伍。③泊洛沙姆（poloxamer）：本品为乙烯氧化物和丙烯氧化物的嵌段聚合物（聚醚）。为一种表面活性剂，易溶于水，能与许多药物形成空隙固溶体。本品的型号有多种，随聚合度增大，物态从液体，半固体至蜡状固体，易溶于水，多用于制备液体栓剂，是目前研究最为深入的制备温敏原位凝胶的高分子材料。较常用的型号有泊洛沙姆 188（商品名普朗尼克 F68），熔点为 52℃，具有表面活性作用，能促进药物的吸收；泊洛沙姆 407（商品名普郎尼克 F127），熔点 52 ~57℃，是目前液体栓剂基质中应用最为广泛的高分子材料。

57 ~60.【试题答案】 A、B、C、E

【试题解析】本组题考查要点是“注射剂常用的附加剂”。常用局麻剂有盐酸普鲁卡因、利多卡因。常用抑菌剂有苯酚、甲酚、氯甲酚、苯甲醇、三氯叔丁醇、硝酸苯汞、尼泊金类。常用抗氧剂有焦亚硫酸钠、亚硫酸氢钠、亚硫酸钠、硫代硫酸钠。常用等渗调节剂有氯化钠、葡萄糖、甘油。常用助悬剂有羧甲基纤维素、明胶、果胶。

61 ~65.【试题答案】 A、C、D、B、E

【试题解析】本组题考查要点是“药物对血液系统的毒性作用及常见药物”。常见引起血液系统毒性作用的药物有磺胺类药物，抗疟药伯氨喹，氯霉素，抗肿瘤药物，解热镇痛药非那西丁、保泰松等，抗癫痫药苯妥英钠，抗结核药物对氨基水杨酸、异烟肼、利福平等，免疫抑制剂环孢素以及抗精神失常药氯丙嗪等。

66 ~69.【试题答案】 D、E、A、B

【试题解析】本组题考查要点是“药物剂型的重要性——可改变药物的作用性质”。可改变药物的作用性质：如硫酸镁口服剂型用作泻下药，但 5% 注射液静脉滴注，能抑制大脑中枢神经，具有镇静、解痉作用；又如依沙吖啶 1% 注射液用于中期引产，但 0.1% ~0.2% 溶液局部涂敷有杀菌作用。

70 ~72.【试题答案】 D、C、B

【试题解析】本题考查要点是“枸橼酸、甘油、羟丙甲纤维在处方组成中的作用”。枸橼酸在处方组成中作为 pH 调节剂使用。甘油在处方组成中是作为润湿剂。羟丙甲纤维素为助悬剂。

73～75.【试题答案】 A、B、E

【试题解析】本组题考查要点是“注射剂的基本要求”。常用助溶剂可分为三类：①某些有机酸及其钠盐：如苯甲酸钠、水杨酸钠、对氨基苯甲酸钠等；②酰胺化合物：如乌拉坦、尿素、烟酰胺、乙酰胺等；③无机盐：如碘化钾等。

76～78.【试题答案】 A、C、E

【试题解析】本组题考查要点是“注射液的配伍和配伍禁忌”。在临床上采用多种注射剂配伍联合用药时，既要保证各种药物作用的有效性，又要防止发生配伍禁忌。输液作为一种特殊注射剂，常与其他注射液配伍，有时会发生输液与某些注射液的配伍变化，如出现浑浊、沉淀、结晶、变色、水解、效价下降等现象。血液：由于其成分复杂，与药物的注射液混合后可能引起溶血、血细胞凝集等现象。另外，血液不透明，发生浑浊和沉淀时不易观察。甘露醇：20%的甘露醇注射液为过饱和溶液，若加入某些药物如氯化钾、氯化钠等溶液，会引起甘露醇结晶析出。静脉注射用脂肪乳剂：加入其他药物配伍应慎重，有可能引起粒子的粒径增大，或产生破乳。

79～82.【试题答案】 B、C、E、D

【试题解析】本组题考查要点是“药物的转运方式”。简单扩散：解离度小、脂溶性大的药物易吸收。但脂溶性太强时，转运亦会减少。药物的扩散速度取决于膜两侧药物的浓度梯度、药物的脂水分配系数及药物在膜内的扩散速度。药物大多数以这种方式通过生物膜。主动转运：药物通过生物膜转运时，借助载体或酶促系统，可以从膜的低浓度一侧向高浓度一侧转运的过程。易化扩散：又称中介转运，是指一些物质在细胞膜载体的帮助下，由膜的高浓度一侧向低浓度一侧转运的过程。滤过：细胞膜上存在膜孔，大多数膜孔孔径约0.4nm，肾小球与毛细血管内皮的细胞膜孔径较大。水溶性的小分子物质依靠膜两侧的流体静压或渗透压通过孔道，如药物通过肾小球膜的滤过过程。

83～84.【试题答案】 D、E

【试题解析】本组题考查要点是“药品名称”。药品的通用名，也称为国际非专利药品名称（INN），是指有活性的药物物质，而不是最终的药品，是药学研究人员和医务人员使用的共同名称，一个药物只有一个药品通用名。盐酸小檗碱是通用名，黄连素是别名。

85～86.【试题答案】 A、C

【试题解析】本组题考查要点是“生物利用度”。生物利用度可分绝对生物利用度与相对生物利用度。绝对生物利用度是以静脉制剂为参比制剂获得的药物活性成分吸收进入血液循环的相对量，通常用于原料药和新剂型的研究；相对生物利用度是以其他非静脉途径给药的制剂为参比制剂获得的药物活性成分吸收进入血液循环的相对量，用于剂型之间或同种剂型不同制剂之间的比较。

绝对生物利用度的计算公式如下：

$$F = \frac{AUC_{(po)}/Dose_{(po)}}{AUC_{(iv)}/Dose_{(iv)}} \times 100\%$$

得：$F=\frac{44.6/100}{18.9/25}\times100\%=59.0\%$

$$F_r=\frac{AUC_{(T)}/Dose_{(T)}}{AUC_{(R)}/Dose_{(R)}}\times100\%$$

得：$F=\frac{44.6/100}{43.2/100}\times100\%=103.2\%$。

87～90.【试题答案】 C、A、D、E

【试题解析】本组题考查要点是"颗粒剂的分类"。颗粒剂可分为可溶颗粒（通称为颗粒）、混悬颗粒、泡腾颗粒、肠溶颗粒、缓释颗粒和控释颗粒等。①混悬颗粒指难溶性固体药物与适宜辅料混匀制成一定粒度的干燥颗粒剂。临用前加水或其他适宜的液体振摇，即可分散成混悬液供口服。②泡腾颗粒指含有碳酸氢钠和有机酸，遇水可放出大量气体而呈泡腾状的颗粒剂。泡腾颗粒中的药物应是易溶性的，加水产生气泡后应能溶解。③肠溶颗粒指采用肠溶材料包裹颗粒或其他适宜方法制成的颗粒剂。肠溶颗粒耐胃酸，而在肠液中释放活性成分或控制药物在肠道内定位释放，可防止药物在胃内分解失效，避免对胃的刺激。④缓释颗粒指在规定的释放介质中缓慢地非恒速释放药物的颗粒剂。⑤控释颗粒指在规定的释放介质中缓慢地恒速释放药物的颗粒剂。

91～93.【试题答案】 E、A、C

【试题解析】本组题考查要点是"眼用制剂的举例"。醋酸可的松滴眼液处方分析：①醋酸可的松微晶的粒径应在5～20μm，过粗易产生刺激性，降低疗效，甚至会损伤角膜。②羧甲基纤维素钠为助悬剂，配液前需精制。本滴眼液中不能加入阳离子型表面活性剂，因与羧甲基纤维素钠有配伍禁忌。③硼酸为pH与等渗调节剂，因氯化钠能使羧甲基纤维素钠黏度显著下降，促使结块沉降，改用2%的硼酸后，不仅改善降低黏度的缺点，且能减轻药液对眼黏膜的刺激性。

眼用制剂的抑菌剂：有机汞类：硝酸苯汞、硫柳汞；醇类：三氯叔丁醇、苯乙醇；酯类：对羟基苯甲酸酯（尼泊金类）、氯化苯甲羟胺。

94～97.【试题答案】 A、C、E、B

【试题解析】本组题考查要点是"口服片剂的举例"。甲氧氯普胺口腔崩解片喷雾干燥混悬液处方中，甲氧氯普胺为主药，PVPP与MCC为崩解剂，甘露醇为填充剂，阿司帕坦为甜味剂，硬脂酸镁为润滑剂。

98～100.【试题答案】 A、D、B

【试题解析】本组题考查要点是"受体的激动药和拮抗药"。纳洛酮是阿片受体阻断药；氧烯洛尔是β肾上腺素受体部分阻断药；阿托品是乙酰胆碱的竞争性拮抗药。

三、综合分析选择题

101.【试题答案】 A

【试题解析】本题考查要点是"静脉注射用脂肪乳"。精制大豆油是油相，也是主药，精制大豆磷脂是乳化剂，注射用甘油是等渗调节剂。因此，本题的正确答案为A。

102. 【试题答案】 D

【试题解析】本题考查要点是“除去容器或用具上热原的方法”。除去容器或用具上热原的方法：①高温法：对于耐高温的容器或用具，如注射用针筒及其他玻璃器皿，在洗涤干燥后，经180℃加热2小时或250℃加热30分钟，可以破坏热原；②酸碱法：对于耐酸碱的玻璃容器、瓷器或塑料制品，用强酸强碱溶液处理，可有效地破坏热原，常用的酸碱液为重铬酸钾硫酸洗液、硝酸硫酸洗液或稀氢氧化钠溶液。因此，本题的正确答案为D。

103. 【试题答案】 C

【试题解析】本题考查要点是“静脉注射脂肪乳的临床适应证”。静脉注射脂肪乳的临床适应证：静脉注射脂肪乳是一种浓缩的高能量肠外营养液，可供静脉注射，能完全被机体吸收，它具有体积小、能量高、对静脉无刺激等优点。因此本品可供不能口服食物和严重缺乏营养的（如外科手术后或大面积烧伤或肿瘤等）患者使用。因此，本题的正确答案为C。

104. 【试题答案】 A

【试题解析】本题考查要点是“阿奇霉素分散片”。处方中，阿奇霉素为主药，羧甲基淀粉钠为崩解剂（内外加法），乳糖和微晶纤维素为填充剂，甜蜜素为矫味剂，2% HPMC水溶液为黏合剂，滑石粉和硬脂酸镁为润滑剂。该分散片遇水迅速崩解，均匀分散为混悬状，适合大剂量难溶性药物的剂型设计；且服用方便、崩解迅速、吸收快和生物利用度高。因此，本题的正确答案为A。

105. 【试题答案】 C

【试题解析】本题考查要点是“阿奇霉素分散片”。参考104题试题解析内容。

106. 【试题答案】 E

【试题解析】本题考查要点是“阿奇霉素分散片的临床适应证”。阿奇霉素分散片的临床适应证：①化脓性链球菌引起的急性咽炎、急性扁桃体炎；②敏感细菌引起的鼻窦炎、急性中耳炎、急性支气管炎、慢性支气管炎急性发作；③肺炎链球菌、流感嗜血杆菌以及肺炎支原体所致的肺炎；④沙眼衣原体及非多种耐药淋病奈瑟菌所致的尿道炎和宫颈炎；⑤敏感细菌引起的皮肤软组织感染。因此，本题的正确答案为E。

107. 【试题答案】 A

【试题解析】本题考查要点是“平喘药——β_2受体激动剂沙丁胺醇”。沙丁胺醇是平喘药；氧氟沙星是抗菌药；地塞米松是强效皮质激素，为内分泌系统疾病用药；罗红霉素是大环内酯类抗菌药；可待因是镇咳药。因此，本题的正确答案为A。

108. 【试题答案】 E

【试题解析】本题考查要点是“平喘药——β_2受体激动剂沙丁胺醇”。临床应用的β_2肾上腺素受体激动剂药物绝大多数都具有β－苯乙胺的基本结构，即苯基与氨基以二碳链相连，碳链增长或缩短均使作用降低。氨基N上大多带有一个烷基，β－碳原子上带有一个羟基，苯环上不同位置通常带有各种取代基。

将异丙肾上腺素苯核3位的酚羟基用羟甲基取代，N原子上的异丙基用叔丁基取代，得到沙丁胺醇，其化学稳定性增加，β_2受体的选择性增强。市售的沙丁胺醇是外消旋体，常用其硫酸盐。其 *R* - 左旋体对 β_2受体的亲和力较大，分别为消旋体和右旋体的 2 倍和 100 倍。而 *S* - 右旋体代谢较慢，对气管副作用较高。在沙丁胺醇的侧链氮原子上的叔丁基用一长链的亲脂性取代基取代得到沙美特罗，是一长效 β_2受体激动剂，作用时间长达 12 小时。

因此，本题的正确答案为 E。

109. 【试题答案】 A

【试题解析】本题考查要点是“平喘药——β_2受体激动剂沙丁胺醇”。参考 108 题试题解析内容。

110. 【试题答案】 C

【试题解析】本题考查要点是“平喘药——β_2受体激动剂沙丁胺醇”。平喘药——β_2受体激动剂沙丁胺醇的化学结构是：

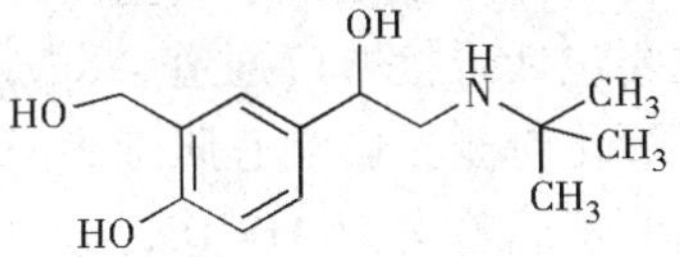

因此，本题的正确答案为 C。

四、多项选择题

111. 【试题答案】ABC

【试题解析】本题考查要点是“《中国药典》的主要结构与内容”。正文是《中国药典》标准的主体，以《中国药典》二部收载品种的标准为例，其内容包括：①品名；②有机药物的结构式；③分子式；④分子量；⑤来源或有机药物的化学名称；⑥含量或效价限度；⑦处方；⑧制法；⑨性状；⑩鉴别；⑪检查；⑫含量测定；⑬类别；⑭规格；⑮贮藏；⑯杂质信息。共 16 项内容。因此，本题的正确答案为 ABC。

112. 【试题答案】 ABCDE

【试题解析】本题考查要点是“药物反应差异与遗传因素的关系”。药物产生药理作用和发挥临床疗效是药物与机体相互作用的结果，受药物和机体多种因素的影响。其中，机体方面的因素包括年龄、性别、遗传因素、疾病状态和心理因素等。因此，本题的正确答案为 ABCDE。

113. 【试题答案】 ABCD

【试题解析】本题考查要点是“药物对血液系统的毒性作用及常见药物”。药物对血液系统的毒性反应临床表现主要为各种血细胞和血小板数量减少，甚至引起出血及感染症状。根据外周血象的表现，药物对血液系统的毒性作用类型可分为四种：对红细胞的毒性作用；对白细胞的毒性作用；对血小板的毒性作用和骨髓抑制。因此，本题的正确答案为 ABCD。

114. 【试题答案】 BCDE

【试题解析】本题考查要点是“药物剂型的重要性”。良好的剂型可以发挥出良好的药效，剂型的重要性主要体现在以下几个方面：①可改变药物的作用性质；②可调节药物的作用速度；③可降低（或消除）药物的不良反应；④可产生靶向作用；⑤可提高药物的稳定性；

⑥可影响疗效。因此，本题的正确答案为 BCDE。

115.【试题答案】 ABCDE

【试题解析】本题考查要点是“质子泵抑制剂抗溃疡药”。质子泵抑制剂抗溃疡药主要代表药物有奥美拉唑、埃索美拉唑、兰索拉唑、右兰索拉唑、泮托拉唑和雷贝拉唑钠等。因此，本题的正确答案为 ABCDE。

116.【试题答案】 ABCE

【试题解析】本题考查要点是“奥美拉唑”。奥美拉唑临床用于胃和十二指肠溃疡、反流性食管炎、卓－艾综合征、幽门螺杆菌感染。因此，本题的正确答案为 ABCE。

117.【试题答案】 ABCDE

【试题解析】本题考查要点是“药物对血液系统的毒性作用及常见药物”。许多治疗心血管疾病的药物本身就具有心血管毒性，多是由于其主要药效学效应的过分表现所致。药物对心血管系统的毒性作用机制主要包括干扰 Na^+ 通道、K^+ 通道、Ca^{2+} 通道及细胞内钙稳态、改变冠脉血流和心肌能量代谢、氧化应激、影响心肌细胞肌浆网和线粒体的功能以及诱导心肌细胞凋亡和坏死。因此，本题的正确答案为 ABCDE。

118.【试题答案】 ABDE

【试题解析】本题考查要点是“药品的包装材料的质量要求”。根据药品的包装材料的特性，药品的包装材料的标准主要包含以下项目。

（1）材料的确认（鉴别）：主要确认材料的特性、防止掺杂、确认材料来源的一致性。

（2）材料的化学性能检查：检查材料在各种溶剂（如水、乙醇和正己烷）中浸出物（主要检查有害物质、低分子量物质、未反应物、制作时带入物质、添加剂等）、还原性物质、重金属、蒸发残渣、pH、紫外吸收度等；检查材料中特定的物质，如聚氯乙烯硬片中氯乙烯单体、聚丙烯输液瓶中催化剂、复合材料中溶剂残留；检查材料加工时的添加物，如橡胶中硫化物、聚氯乙烯膜中增塑剂（邻苯二甲酸二辛酯）、聚丙烯输液瓶中抗氧剂等。

（3）材料、容器的使用性能检查：容器需检查密封性、水蒸气透过量、抗跌落性、滴出量（若有定量功能的容器）等；片材需检查水蒸气透过量、抗拉强度、延伸率；如该材料、容器需组合使用需检查热封强度、扭力、组合部位的尺寸等。

（4）材料、容器的生物安全检查：微生物数，根据该材料、容器被用于何种剂型，测定各种类微生物的量；安全性，根据该材料、容器被用于何种剂型，需选择检查异常毒性、溶血细胞毒性、眼刺激性、细菌内毒素等项目。

因此，本题的正确答案为 ABDE。

119.【试题答案】 ABCD

【试题解析】本题考查要点是“第二代头孢菌素类抗生素”。常用的第二代头孢菌素类抗生素有头孢克洛、头孢呋辛、头孢呋辛酯、氯碳头孢。因此，本题的正确答案为 ABCD。

120.【试题答案】 ABCDE

【试题解析】本题考查要点是“热原的除去方法”。除去药液或溶剂中热原的方法有吸附法、离子交换法、凝胶滤过法、超滤法、反渗透法等。因此，本题的正确答案为 ABCDE。

药学专业知识（一）

临考冲刺模拟试卷（三）

一、最佳选择题（每题1分，共40题，共40分）下列每小题的四个选项中，只有一项是最符合题意的正确答案，多选、错选或不选均不得分。

1. 关于药品命名的说法，下列各项中正确的是（　　）

A. 药品不能申请商品名
B. 药品通用名可以申请专利和行政保护
C. 药品化学名是国际非专利药品名称
D. 药典中使用的名称是通用名
E. 制剂一般采用商品名加剂型名

2. 葡萄糖醛酸的结合反应类型不包括(　　)

A. *O* – 葡萄糖醛苷化
B. *N* – 葡萄糖醛苷化
C. *S* – 葡萄糖醛苷化
D. *C* – 葡萄糖醛苷化
E. α – 葡萄糖醛苷化

3. 不会出现毒性作用的是（　　）

A. 用药剂量过低
B. 用药时间过长
C. 不合理联合用药
D. 用药个体遗传异常
E. 过敏体质

4. 吗啡中的3 – 酚羟基与葡萄糖醛酸反应生成(　　)

A. 3 – *O* – 葡萄糖醛苷物
B. 3 – *N* – 葡萄糖醛苷物
C. 3 – *S* – 葡萄糖醛苷物
D. 3 – *C* – 葡萄糖醛苷物
E. 3 – α – 葡萄糖醛苷物

5. 胃排空速率加快时，药效减弱的是(　　)

A. 阿司匹林肠溶片
B. 地西泮片
C. 红霉素肠溶胶囊
D. 硫糖铝胶囊
E. 左旋多巴片

6. 与氨基酸的结合反应是体内许多(　　)和代谢物的主要结合反应。

A. 氨基类药物
B. 羟基类药物
C. 羧酸类药物
D. 羧基类药物
E. 羟酸类药物

7. 酶抑制剂可使合用的其他药物代谢减慢，血药浓度提高，药理作用增强，也有可能出现不良反应。下列药物中，具有抑制肝微粒体酶的作用、能抑制甲苯磺丁脲的代谢、引起低血糖昏迷的药物是(　　)

A. 苯妥英钠
B. 氯霉素
C. 尼可刹米
D. 卡马西平

E. 水合氯醛

8. 酸类药物成酯后，其理化性质变化是（　）

A. 脂溶性增大，易离子化
B. 脂溶性增大，不易通过生物膜
C. 脂溶性增大，刺激性增加
D. 脂溶性增大，与碱性药物作用强
E. 脂溶性增大，易吸收

9. 属于对因治疗的药物作用是(　　)

A. 硝苯地平降血压
B. 对乙酰氨基酚降低发热体温
C. 硝酸甘油缓解心绞痛发作
D. 聚乙二醇4000 治疗便秘
E. 环丙沙星治疗肠道感染

10. (　　)颗粒剂不宜用铁质或铝制容器冲服，以免影响疗效。

A. 可溶型
B. 混悬型
C. 泡腾型
D. 肠溶型
E. 中药型

11. 凡主药剂量小于(　　)时需要加入一定剂量的稀释剂。

A. 75mg
B. 50mg
C. 30mg
D. 25mg
E. 15mg

12. 关于药品有效期的说法，正确的是(　　)

A. 有效期可用加速试验预测，用长期试验确定
B. 根据化学动力学原理，用高温试验按照药物降解 1% 所需的时间计算确定有效期
C. 有效期按照药物降解 50% 所需时间进行推算
D. 有效期按照 $t_{0.1}=0.1054/k$ 公式进行推算，用影响因素试验确定
E. 有效期按照 $t_{0.9}=0.693/k$ 公式进行推算，用影响因素试验确定

13. 片剂制剂中，(　　)是首选的润湿剂。

A. 甲醇
B. 乙醇
C. 水
D. 蒸馏水
E. 纯净水

14. 盐酸西替利嗪咀嚼片中作为黏合剂的是(　　)

A. 预胶化淀粉
B. 乳糖
C. 阿司帕坦
D. 聚维酮乙醇溶液
E. 硬脂酸镁

15. 受体与配体结合形成的复合物可以解离，也可以被另一种特异性配体所置换，体现的受体性质是(　　)

A. 可逆性
B. 选择性
C. 特异性
D. 饱和性
E. 灵敏性

16. 下列各项中，可以作为胶浆剂的是(　　)

A. 桂皮糖浆
B. 山梨醇
C. 羧甲基纤维素钠
D. 薄荷挥发油
E. 叶绿酸铜钠盐

17. 关于口服散剂特点的说法，下列各项中错误的是（　　）
A. 粒径小，比表面积大
B. 尤其适宜湿敏感药物
C. 易分散，起效快
D. 包装、贮存、运输、携带较方便
E. 便于婴幼儿、老人服用

18. 在乳剂的形成与稳定中发挥着极其重要的作用的是(　　)
A. 抗氧剂
B. 防腐剂
C. 油相
D. 水相
E. 乳化剂

19. 热原不具备的性质是(　　)
A. 水溶性
B. 耐热性
C. 挥发性
D. 可被活性炭吸附
E. 可滤过性

20. 同一受体的完全激动药和部分激动药合用时产生的药理效应是(　　)
A. 二者均在较高浓度时，产生两药作用增强效果
B. 部分激动药与完全激动药合用产生协同作用
C. 二者用量在临界点时，部分激动药可发挥最大激动效应
D. 二者均在低浓度时，部分激动药拮抗完全激动的药理效应
E. 部分激动药与完全激动药合用产生相加作用

21. 不属于脂质体作用特点的是(　　)
A. 具有靶向性和淋巴定向性
B. 药物相容性差，只适宜脂溶性药物
C. 具有缓释作用，可延长药物作用时间
D. 可降低药物毒性，适宜毒性较大的抗肿瘤药物
E. 结构中的双层膜有利于提高药物稳定性

22. 不属于低分子溶液剂的是（　　）
A. 地高辛酏剂
B. 布洛芬混悬滴剂
C. 薄荷醑
D. 复方磷酸可待因糖浆
E. 对乙酰氨基酚口服溶液

23. (　　)冲服如有部分药物不溶解也应该一并服用。
A. 可溶型颗粒剂
B. 混悬型颗粒剂
C. 泡腾型颗粒剂
D. 肠溶型颗粒剂
E. 缓释型颗粒剂

24. 地高辛的表观分布容积为500L，远大于人体体液容积，原因可能是(　　)
A. 药物全部分布在血液
B. 药物全部与组织蛋白结合

C. 药物大部分与血浆蛋白结合，组织蛋白结合少

D. 药物大部分与血浆蛋白结合，主要分布在组织

E. 药物在组织和血浆分布

25. 关于眼用制剂的说法，下列各项中错误的是（　　）

A. 滴眼液应与泪液等渗

B. 眼用制剂贮存应密封避光

C. 除另有规定外，每个容器的装量应不超过5g

D. 用于手术后的眼用制剂必须保证无菌，应加入适量抑菌剂

E. 眼用制剂启用后最多可用4周

26. 起镇痛、抗刺激作用的搽剂，多用(　　)作为分散介质，使用时用力揉搓，可增加药物的渗透性。

A. 聚乙二醇　　B. 乙醇

C. 卡波姆　　D. 甘油

E. 明胶

27. 注射剂的质量要求不包括(　　)

A. 无菌　　B. 具有一定的热原

C. 无热原　　D. 注射剂的pH应和血液pH相等或相近

E. 澄明

28. 药物被吸收进入血液循环的速度和程度，称为(　　)

A. 生物转化　　B. 生物利用度

C. 生物半衰期　　D. 肠肝循环

E. 表现分布容积

29. 眼用液体制剂属多剂量剂型，要保证在使用过程中始终保持无菌，必须添加适当的(　　)

A. 抗氧剂　　B. 保湿剂

C. 防腐剂　　D. 抑菌剂

E. 潜溶剂

30. 不要求进行无菌检查的剂型是（　　）

A. 注射剂　　B. 冲洗剂

C. 植入剂　　D. 吸入粉雾剂

E. 眼部手术用软膏剂

31. 既可以通过口腔给药，又可以通过鼻腔、皮肤或肺部给药的剂型是(　　)

A. 口服液　　B. 吸入制剂

C. 贴剂　　D. 喷雾剂

E. 粉雾剂

32. 应用巴比妥类催眠药后，次晨出现的乏力、困倦等反应属于(　　)

A. 变态反应　　B. 特异质反应

C. 毒性反应　　D. 副反应

E. 后遗效应

33. 药物口服后的主要吸收部位是(   )

A. 胃　　B. 口腔

C. 小肠　　D. 直肠

E. 大肠

34. 细胞色素 P450 催化反应可发生在体内不同的组织器官，但最重要的器官是(   )

A. 胃　　B. 肝脏

C. 小肠　　D. 十二指肠

E. 大肠

35. 为了减少对眼部的刺激性，需要调整滴眼剂的渗透压与泪液的渗透压相近，用作滴眼剂渗透压调节剂的辅料是(   )

A. 羟苯乙酯　　B. 吐温 80

C. 依地酸二钠　　D. 硼砂

E. 羟甲基纤维素钠

36. 难溶性药物与加入的第三种物质在溶剂中形成可溶性分子间的络合物、缔合物或复盐等，以增加药物在溶剂中的溶解度。这第三种物质称为(   )

A. 助溶剂　　B. 潜溶剂

C. 增溶剂　　D. 助悬剂

E. 乳化剂

37. 下列各项中，属于栓剂水溶性基质的是(   )

A. 可可豆脂　　B. 椰油酯

C. 棕榈酸酯　　D. 混合脂肪酸甘油酯

E. 泊洛沙姆

38. 能与水形成潜溶剂的不包括下列哪一项(   )

A. 乙醇　　B. 丙二醇

C. 甘油　　D. 聚乙二醇

E. 薄荷油

39. 为延长脂质体在体内循环时间，通常使用修饰的磷脂制备长循环脂质体，常用的修饰材料是(   )

A. 甘露醇　　B. 聚山梨酯

C. 聚乙二醇　　D. 山梨醇

E. 聚乙烯醇

40. 为防止蛋白的变性，可以在制剂中添加少量的表面活性剂分子，如(   )

A. 羟苯乙酯　　B. 吐温 80

C. 硼酸　　D. 硼砂

E. 葡萄糖

二、配伍选择题（每题1分，共60题，共60分）题目分为若干组，每组题目对应同一组备选项，备选项可重复选用，也可不选用。每题只有1个备选项最符合题意。

A. 增溶剂
B. 润滑剂
C. 填充剂
D. 助悬剂
E. 防腐剂

地高辛口服液处方组成包括地高辛、β－环糊精、羟苯乙酯、蒸馏水。

41. 处方中羟苯乙酯为(　　)
42. 处方中β－环糊精为(　　)

A. 泊洛沙姆
B. 聚山梨酯类
C. 枸橼酸盐
D. 甘油
E. 白及胶

43. 常用的低分子助悬剂为(　　)
44. 常用的天然高分子助悬剂为(　　)

A. 度米芬含片
B. 西地碘含片
C. 硝酸甘油舌下片
D. 硫酸吗啡颊贴片
E. 复方硼砂片

45. 属于含漱片的是(　　)
46. 属于口腔贴片的是(　　)

A. 结肠
B. 直肠
C. 大肠
D. 小肠
E. 胃

47. 多肽类药物口服的吸收部位是(　　)
48. 栓剂给药的吸收部位是(　　)

A. 物料中细粉太多，压缩时空气不能及时排出
B. 黏性力差，压缩压力不足
C. 增塑性物料或黏合剂使片剂的结合力过强
D. 片剂不崩解，颗粒过硬，药物的溶解度差
E. 片重差异超限、药物的混合度差、可溶性成分的迁移

49. 松片的主要原因是(　　)
50. 影响片剂含量不均匀的主要原因是(　　)
51. 片剂产生裂片的处方因素是(　　)
52. 影响片剂溶出超限的主要原因是(　　)

53. 影响片剂崩解的主要原因是(　　)

A. 遮光、严封保存
B. 遮光、密封保存
C. 密闭保存
D. 密封、在干燥处保存
E. 密封、在阴凉处保存

54. 异烟肼(　　)
55. 维生素 A 及其制剂(　　)
56. 阿司匹林(　　)
57. 氨茶碱(　　)
58. 丙酸倍氯米松乳膏(　　)

A. 水杨酸盐
B. 左旋多巴
C. 阿司匹林
D. 氢氯噻嗪
E. 三硅酸镁

59. (　　)在胃吸收的药物吸收会减少。
60. (　　)在肠道吸收的药物吸收会加快或增多。
61. (　　)在胃内易破坏的药物破坏减少。
62. (　　)作用点在胃的药物，作用时间会缩短，疗效可能下降。
63. (　　)需要胃内溶解的药物和某些难以溶解的药物吸收会减少。

A. 毒性反应
B. 后遗效应
C. 继发反应
D. 变态反应
E. 停药反应

64. 在剂量过大或药物在体内蓄积过多时发生的危害性反应属于(　　)
65. 服用巴比妥类催眠药后，次晨出现的乏力、困倦等“宿醉”现象，这种药理效应属于(　　)
66. 长期应用肾上腺皮质激素，可引起肾上腺皮质萎缩，一旦停药，可出现肾上腺皮质功能低下，数月难以恢复，这种药理效应属于(　　)
67. 长期服用中枢性降压药可乐定治疗高血压，突然停药，次日血压明显升高，这种药理效应属于(　　)
68. 机体受药物刺激所产生的异常免疫反应，引起机体生理功能障碍或组织损伤属于(　　)
69. 长期应用广谱抗生素，使敏感细菌被杀灭，而非敏感菌（如厌氧菌、真菌）大量繁殖，造成二重感染，这种药理效应属于(　　)

A. 芳香水剂
B. 醑剂
C. 酊剂
D. 酏剂
E. 糖浆剂

70. 指挥发性药物的浓乙醇溶液是(　　)
71. 药物用规定浓度的乙醇浸出或溶解而制成的液体制剂，也可用流浸膏稀释制得的低分子溶液剂是(　　)
72. 药物溶解于稀醇中，形成澄明香甜的口服溶液剂是(　　)

A. 亲水性凝胶骨架材料　　B. 不溶性骨架材料
C. 不溶性高分子材料　　D. 肠溶性高分子材料
E. 生物溶蚀性骨架材料

73. 羟丙甲纤维素（HPMC）属于(　　)
74. 氢化植物油属于(　　)
75. 乙烯－醋酸乙烯共聚物属于(　　)
76. 羟丙甲纤维素酞酸酯（HPMCP）属于(　　)
77. 不溶性骨架材料 EC 属于(　　)

A. 前体脂质体　　B. 免疫脂质体
C. 长循环脂质体　　D. 热敏脂质体
E. pH 敏感性脂质体

78. 可预防脂质体之间相互聚集，且更适合包封脂溶性药物的新型靶向脂质体是(　　)
79. 有利于对肝脾以外的组织或器官的靶向作用的新型靶向脂质体是(　　)
80. 脂质体表面联接抗体，对靶细胞进行识别，提高脂质体的靶向性，这种新型靶向脂质体是(　　)
81. 在相变温度时，脂质体的类脂质双分子层膜从胶态过渡到液晶态，脂质膜的通透性增加，药物释放速度增大，这种新型靶向脂质体是(　　)

A. 吲哚环　　B. 吡唑环
C. 噻吩环　　D. 吡咯环
E. 嘧啶环

82. 氟伐他汀的母核是(　　)
83. 阿托伐他汀的母核是(　　)
84. 瑞舒伐他汀的母核是(　　)

A. 达峰时间（T_{max}）　　B. 半衰期（$t_{1/2}$）
C. 表观分布容积（V）　　D. 药物浓度－时间曲线下面积（AUC）
E. 清除率（Cl）

85. 反映药物在体内吸收速度的药动学参数是(　　)
86. 某药物具有非线性消除的药动学特征，其药动学参数中随着给药剂量增加而减小的是(　　)

A. 265nm 与 273nm
B. 245nm 与 271nm
C. 259nm
D. 220nm、260nm 与 310nm
E. 260nm 与 310nm

87. 布洛芬的 0.4% 氢氧化钠溶液，在(　　)的波长处有一肩峰。
88. 布洛芬的 0.4% 氢氧化钠溶液，在(　　)的波长处有最小吸收。
89. 硝西泮的无水乙醇溶液，在(　　)波长处的吸光度的比值应为 1.45 ~ 1.65。
90. 硝西泮的无水乙醇溶液，在(　　)的波长处有最大吸收。
91. 布洛芬的 0.4% 氢氧化钠溶液，在(　　)的波长处有最大吸收。

A. 口服常释制剂
B. 仅能与食物同服的口服常释制剂
C. 口服调释制剂（包括延迟释放制剂和缓释制剂）
D. 口服溶液、糖浆等溶液剂型
E. 常释制剂（常释片剂和胶囊）

92. 对于(　　)，通常需进行空腹和餐后生物等效性研究，但如果参比制剂说明书中明确说明该药物仅可空腹服用（饭前 1 小时或饭后 2 小时服用）时，则可不进行餐后生物等效性研究。
93. 对于(　　)，除了空腹服用可能有严重安全性方面风险的情况外，通常均进行空腹和餐后两种条件下的生物等效性研究。如有资料充分说明空腹服药可能有严重安全性风险，则仅需进行餐后生物等效性研究。
94. 对于(　　)，如果不含可能显著影响药物吸收或生物利用度的辅料，则可豁免人体生物等效性试验。
95. 对于(　　)，采用申报的最高规格进行单次给药的空腹及餐后生物等效性研究。

A. cGMP
B. Ca^{2+}
C. cAMP
D. 肾上腺素
E. 转化因子

96. 属于第一信使的是(　　)
97. 属于第三信使的是(　　)

A. 吗啡
B. 林可霉素 B
C. 哌啶苯丙酮
D. 对氨基酚
E. 对氯酚

98. 盐酸苯海索中检查的特殊杂质是(　　)
99. 氯贝丁酯中检查的特殊杂质是(　　)
100. 磷酸可待因中检查的特殊杂质是(　　)

三、综合分析选择题（每题1分，共10题，共10分）题目分为若干组，每组题目基于同一个临床情景病例、实例或案例的背景信息逐题展开。每题的备选项中，只有1个最符合题意。

醋酸可的松滴眼液（混悬液）

【处方】醋酸可的松（微晶） 5.0g

吐温80 0.8g

硝酸苯汞 0.02g

硼酸 20.0g

羧甲基纤维素钠 2.0g

蒸馏水加至1000mL

101. 醋酸可的松滴眼液（混悬液）处方中可作为助悬剂的物质是( )

A. 醋酸可的松（微晶） B. 吐温

C. 硝酸苯汞 D. 硼酸

E. 羧甲基纤维素钠

102. 醋酸可的松滴眼液（混悬液）处方中可作为pH与等渗调节剂的物质是( )

A. 醋酸可的松（微晶） B. 吐温

C. 硝酸苯汞 D. 硼酸

E. 羧甲基纤维素钠

103. 醋酸可的松滴眼液（混悬液）可用于治疗( )

A. 角膜炎 B. 细菌性结膜炎

C. 泪囊炎 D. 角膜溃疡

E. 术后感染

甲氧氯普胺口腔崩解片

【处方】

喷雾干燥混悬液处方：

PVPP 2.5g

MCC 5g

甘露醇 42.4g

阿司帕坦 0.1g

片剂处方：

喷雾干燥颗粒 189.8mg

甲氧氯普胺 10mg

硬脂酸镁 0.2mg

104. 甲氧氯普胺口腔崩解片处方中的( )可作为填充剂。

A. 甘露醇 B. PVPP

C. MCC D. 阿司帕坦

E. 硬脂酸镁

105. 甲氧氯普胺口腔崩解片处方中可作为润滑剂的是(　　)

A. 甘露醇　　B. PVPP

C. 阿司帕坦　　D. 硬脂酸镁

E. MCC

106. 甲氧氯普胺口腔崩解片的临床适应证是(　　)

A. 止咳药　　B. 镇吐药

C. 祛痰药　　D. 降血脂药

E. 止吐药

患者，癌症晚期，近几日疼痛难忍，使用中等程度的镇痛药无效，为了减轻或消除患者的痛苦。

107. 根据患者的病情表现，可选用的治疗药物是(　　)

A. 美沙酮　　B. 可待因

C. 桂利嗪　　D. 地塞米松

E. 对乙酰氨基酚

108. 关于选用治疗药物的叙述，错误的是(　　)

A. 与吗啡比较，其作用时间较长，不易产生耐受性

B. 在临床上被用于治疗海洛因依赖脱毒和替代维持治疗的药效作用

C. 常作为依赖阿片患者的维持治疗药

D. 药物依赖性低，长期应用也不会成瘾

E. 安全窗较小，有效剂量与中毒量较接近

109. 临床常用所选用治疗药物的(　　)

A. 外消旋体　　B. 内消旋体

C. 左旋体　　D. 右旋体

E. 全旋体

110. 选用治疗药物的化学结构是(　　)

A.
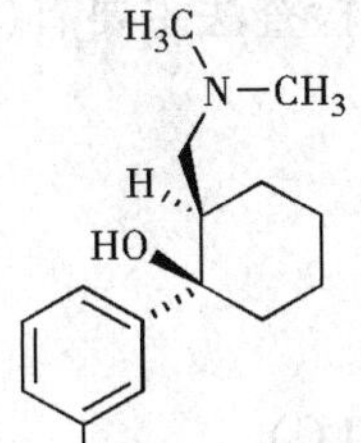

B.
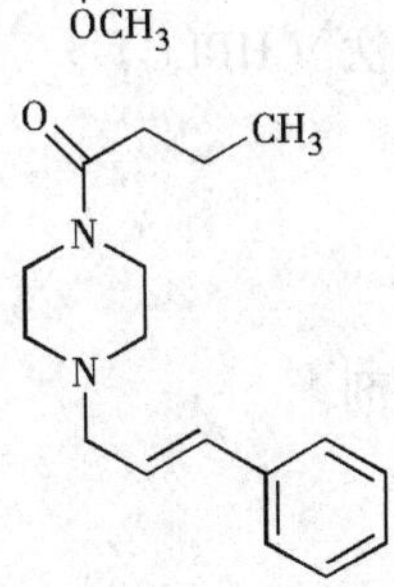

C. 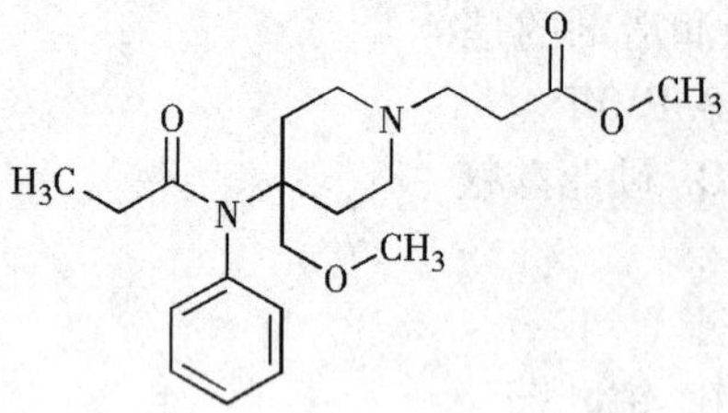

D. 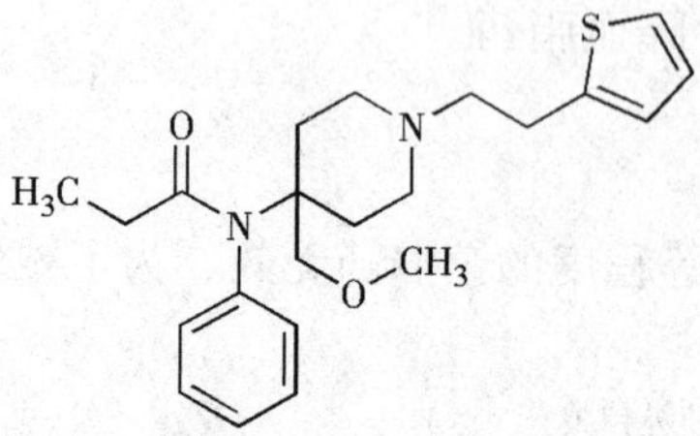

E. 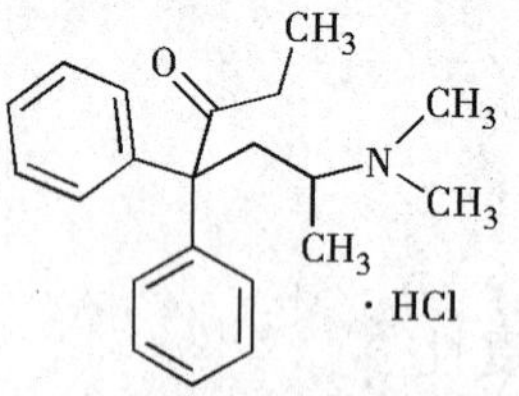

四、多项选择题（每题1分，共10题，共10分）下列每小题的备选答案中，有两个或两个以上符合题意的正确答案，多选、少选、错选、不选均不得分。

111. 母核和各种基团或结构片段的结合和调整会起到调节(　　)等作用。
A. 化学性质　　B. 化合物理化性质
C. 生物药剂学　　D. 药代动力学
E. 药物药效学

112.《中国药典》通则收载的化学药品的一般检查项目及其检查法主要有(　　)
A. 限量检查法　　B. 特性检查法
C. 生物学检查法　　D. 仪器分析法
E. 生物活性测定法

113. 临床常用的色谱分析法为(　　)
A. 红外分光光度法（IR）　　B. 薄层色谱法（TLC）
C. 气相色谱法（GC）　　D. 高效液相色谱法（HPLC）
E. 色谱－质谱联用（GC－MS、LC－MS）

114. 口服固体制剂的常用辅料主要有(　　)
A. 稀释剂　　B. 着色剂
C. 崩解剂　　D. 润湿剂和黏合剂
E. 润滑剂

115. 下列各项中，可作为甜味剂的有(　　)

A. 山梨醇
B. 甘露醇
C. 柠檬
D. 薄荷水
E. 阿拉伯胶

116. 盐酸雷尼替丁临床主要用于(　　)
A. 胃和十二指肠溃疡
B. 胃炎
C. 卓－艾综合征
D. 消化道出血
E. 反流性食管炎

117. 促胃肠动力药是促使胃肠道内容物向前移动的药物，临床上用于治疗(　　)
A. 胃和十二指肠溃疡
B. 反流症状
C. 反流性食管炎
D. 消化不良
E. 肠梗阻

118. 脂质体按荷电性可分为(　　)
A. 特殊性能脂质体
B. 正电性脂质体
C. 负电性脂质体
D. 大多孔脂质体
E. 中性脂质体

119. 药物辅料的作用(　　)
A. 赋形
B. 提高药物稳定性
C. 降低不良反应
D. 提高药物疗效
E. 增加病人用药的顺应性

120. 下列各项中，有关脂质体特点的说法正确的是(　　)
A. 靶向性和淋巴定向性
B. 缓释和长效性
C. 细胞亲和性与组织相容性
D. 清除药物毒性
E. 提高药物稳定性

模拟试卷（三）参考答案及解析

一、最佳选择题

1. 【试题答案】　D

【试题解析】本题考查要点是“药品的通用名”。

药品通用名（generic name 或 common name），也称为国际非专利药品名称（international nonproprietary name，INN），是世界卫生组织（WHO）推荐使用的名称。INN 通常是指有活性的药物物质，而不是最终的药品，因此是药学研究人员和医务人员使用的共同名称，因此一个药物只有一个药品通用名。

药品通用名是新药开发者在新药申请过程中向世界卫生组织提出的名称，世界卫生组织组织专家委员会进行审定，并定期在 WHO Drug Information 杂志上公布。药品通用名不受专利和行政保护，是所有文献、资料、教材以及药品说明书中标明有效成分的名称。药品通用名的确定应遵循 WHO 的原则，且不能和已有的名称相同，也不能和商品名相似。

我国药典委员会编写的《中国药品通用名称（CADN）》是中国药品命名的依据，基本是以世界卫生组织推荐的 INN 为依据，中文名尽量和英文名相对应，可采取音译、意译或音译和意译相结合，以音译为主。INN 中对同一类药物常采用同一词干，CADN 对这种词干规定了相应的中文译文。

药品通用名也是药典中使用的名称。

因此，本题的正确答案为 D。

2. 【试题答案】 E

【试题解析】本题考查要点是"与葡萄糖醛酸的结合反应"。与葡萄糖醛酸的结合反应是药物代谢中最普遍的结合反应，生成的结合产物含有可离解的羧基（pK_a3.2）和多个羟基，无生物活性，易溶于水和排出体外。葡萄糖醛酸的结合反应有 *O*－、*N*－、*S*－和 *C*－的葡萄糖醛苷化和 O、N、S 的葡萄糖醛酸酯化、酰胺化。因此，本题的正确答案为 E。

3. 【试题答案】 A

【试题解析】本题考查要点是"影响药物毒性作用的因素"。当剂量过高、用药时间过长、不合理联合用药、用药个体遗传异常、过敏体质或机体状态异常时，会出现毒性作用。因此，本题的正确答案为 A。

4. 【试题答案】 A

【试题解析】本题考查要点是"与葡萄糖醛酸的结合反应"。吗啡有 3－酚羟基和 6－仲醇羟基，分别和葡萄糖醛酸反应生成 3－*O*－葡萄糖醛苷物（是弱的阿片受体拮抗剂）、6－*O*－葡萄糖醛苷物（是较强的阿片受体激动剂）。因此，本题的正确答案为 A。

5. 【试题答案】 D

【试题解析】本题考查要点是"胃肠道运动"。胃排空速率快对药物吸收可能产生的影响：①主要在胃吸收的药物吸收会减少，如水杨酸盐；②主要在肠道吸收的药物吸收会加快或增多，如阿司匹林、地西泮、左旋多巴等；③在胃内易破坏的药物破坏减少，吸收增加，如红霉素、左旋多巴；④作用点在胃的药物，作用时间会缩短，疗效可能下降，如氢氧化铝凝胶、三硅酸镁、胃蛋白酶、硫糖铝等；⑤需要胃内溶解的药物和某些难以溶解的药物吸收会减少；⑥在肠道特定部位吸收的药物，由于入肠过快，缩短它们在肠中特定部位的吸收时间，会导致吸收减少。因此，本题的正确答案为 D。

6. 【试题答案】 C

【试题解析】本题考查要点是"与氨基酸的结合反应"。与氨基酸的结合反应是体内许多羧酸类药物和代谢物的主要结合反应。参与结合反应的羧酸有芳香羧酸、芳乙酸、杂环羧酸；参加反应的氨基酸，主要是生物体内内源性的氨基酸或是从食物中可以得到的氨基酸，其中以甘氨酸的结合反应最为常见。因此，本题的正确答案为 C。

7. 【试题答案】 B

【试题解析】本题考查要点是"酶诱导作用和抑制作用"。能抑制肝药酶活性，减慢其他药物的代谢速率称酶抑制。具有酶抑制作用的物质叫酶抑制剂。酶抑制剂可使合用的其他药物代谢减慢，血药浓度提高，药理作用增强，有可能出现不良反应，如氯霉素具抑制肝微粒体酶的作用，能抑制甲苯磺丁脲的代谢，引起低血糖昏迷。因此，本题的正确答案为 B。

8.【试题答案】 E

【试题解析】本题考查要点是“药物的典型官能团对生物活性影响”。羧酸成酯可增大脂溶性，易被吸收。酯基易与受体的正电部分结合，其生物活性也较强。羧酸成酯的生物活性与羧酸有很大区别。酯类化合物进入体内后，易在体内酶的作用下发生水解反应生成羧酸。利用这一性质，将羧酸制成酯的前药，既增加药物吸收，又降低药物的酸性，减少对胃肠道的刺激性。因此，本题的正确答案为E。

9.【试题答案】E

【试题解析】本题考查要点是“对因治疗的药物作用”。对因治疗指用药后能消除原发致病因子，治愈疾病的药物治疗。例如使用抗生素杀灭病原微生物，达到控制感染性疾病。因此，本题的正确答案为E。

10.【试题答案】 E

【试题解析】本题考查要点是“颗粒剂的注意事项”。颗粒剂的注意事项：可溶型、泡腾型颗粒剂应加温开水冲服，切忌放入口中用水送服；混悬型颗粒剂冲服如有部分药物不溶解也应该一并服用；中药颗粒剂不宜用铁质或铝制容器冲服，以免影响疗效。因此，本题的正确答案为E。

11.【试题答案】 B

【试题解析】本题考查要点是“片剂的常用辅料——稀释剂（填充剂）”。一些药物的剂量有时只有几毫克甚至更少，不适于片剂成型及临床给药。因此，凡主药剂量小于50mg时需要加入一定剂量的稀释剂（亦称填充剂）。因此，本题的正确答案为B。

12.【试题答案】 A

【试题解析】本题考查要点是“药品有效期”。药品有效期是指该药品被批准使用的期限，表示该药品在规定的贮存条件下能够保证质量的期限，它是控制药品质量的指标之一。对于药物降解，通常将降解10%所需的时间（称为十分之一衰期，记作 $t_{0.9}$）定义为有效期。恒温时，$t_{0.9}=0.1054/k$。式中，k 为降解速度常数，单位 h^{-1}。因此，本题的正确答案为A。

13.【试题答案】 D

【试题解析】本题考查要点是“片剂的常用辅料——润湿剂”。润湿剂系指本身没有黏性，而通过润湿物料诱发物料黏性的液体。常用的润湿剂有蒸馏水和乙醇，其中蒸馏水是首选的润湿剂。因此，本题的正确答案为D。

14.【试题答案】 D

【试题解析】本题考查要点是“盐酸西替利嗪咀嚼片的组成”。盐酸西替利嗪咀嚼片中，盐酸西替利嗪为主药，甘露醇、微晶纤维素、预胶化淀粉、乳糖为填充剂，甘露醇兼有矫味的作用，苹果酸、阿司帕坦为矫味剂，聚维酮乙醇溶液为黏合剂，硬脂酸镁为润滑剂。因此，本题的正确答案为D。

15.【试题答案】 A

【试题解析】本题考查要点是“药物的作用与受体”。受体的特性主要有以下几点。

（1）饱和性：受体数量有限，能与其结合的配体量也有限，因此受体具有饱和性，在药物的作用上反映为最大效应。受体具有饱和性，因此作用于同一受体的配体之间存在竞争现象。

（2）特异性：受体对其配体有高度识别能力，对配体的化学结构与立体结构具有很高的专一性，特定的受体只能与其特定的配体结合，产生特定的生物学效应。同一化合物的不同光学异构体与受体的亲和力相差很大。

（3）可逆性：配体与受体的结合是化学性的，既要求两者的构象互补，还需要两者间有相互吸引力。绝大多数配体与受体结合是通过分子间的吸引力如范德华力、离子键、氢键，是可逆的。受体与配体所形成的复合物可以解离，也可被另一种特异性配体所置换。少数配体与受体结合是通过共价键结合，后者形成的结合难以逆转。配体与受体复合物解离后可得到原来的配体而非代谢物。

（4）灵敏性：受体能识别周围环境中微量的配体，只需很低浓度的配体就能与受体结合而产生显著的效应。

（5）多样性：同一受体可广泛分布于不同组织或同一组织不同区域，受体密度不同。受体多样性是受体亚型分类的基础，受体受生理、病理和药理因素调节，处于动态变化之中。

因此，本题的正确答案为A。

16.【试题答案】 C

【试题解析】本题考查要点是“矫味剂及着色剂的种类”。

（1）矫味剂：矫味剂系指药品中用以改善或屏蔽药物不良气味和味道，使患者难以觉察药物的强烈苦味（或其他异味如辛辣、刺激等）的药用辅料。矫味剂分为甜味剂、芳香剂、胶浆剂、泡腾剂等类型。

①甜味剂：常用甜味剂包括天然甜味剂与合成甜味剂两大类。天然甜味剂主要有蔗糖、单糖浆、橙皮糖浆、桂皮糖浆等，不但能矫味，而且也能矫臭。山梨醇、甘露醇等也可作甜味剂。合成甜味剂主要有糖精钠，甜度为蔗糖的200～700倍，易溶于水，常用量为0.03%，常与单糖浆、蔗糖和甜菊苷合用；阿司帕坦，为天门冬酰苯丙氨酸甲酯，为二肽类甜味剂，甜度比蔗糖高150～200倍，不致龋齿，适用于糖尿病、肥胖症患者。

②芳香剂：香料和香精统称为芳香剂。常用芳香剂分为天然香料、人工香料。天然香料包括由植物中提取的芳香性挥发油，如柠檬、薄荷挥发油等，以及它们的制剂，如薄荷水、桂皮水等；人造香料是在天然香料中添加一定量的溶剂调和而成的混合香料，如苹果香精、香蕉香精等。

③胶浆剂：胶浆剂具有黏稠、缓和的性质，可以干扰味蕾的味觉而矫味，如阿拉伯胶、羧甲基纤维素钠、琼脂、明胶、甲基纤维素等的胶浆。如在胶浆剂中加入适量糖精钠或甜菊苷等甜味剂，则增加其矫味作用。

④泡腾剂：将有机酸与碳酸氢钠混合后，遇水产生大量二氧化碳，二氧化碳能麻痹味蕾起矫味作用。对盐类的苦味、涩味、咸味有所改善。

（2）着色剂：着色剂系指能够改善制剂的外观颜色从而识别制剂的品种、区分应用方法以及减少患者厌恶感的一类附加剂。着色剂分为天然色素和合成色素两大类。

①天然色素：分为植物性和矿物性色素，可用作内服制剂和食品的着色剂。常用的植物

性色素中：黄色的有胡萝卜素、姜黄等；绿色的有叶绿酸铜钠盐；红色的有胭脂红、苏木等；棕色的有焦糖；蓝色的有乌饭树叶、松叶兰等。常用的矿物性色素是棕红色的氧化铁。

②合成色素：我国批准的合成色素有胭脂红、柠檬黄、苋菜红等，通常将其配成1%的贮备液使用。

因此，本题的正确答案为C。

17.【试题答案】 B

【试题解析】本题考查要点是“口服散剂的特点”。口服散剂在中药制剂中的应用较多，其特点包括：①一般为细粉，粒径小、比表面积大、易分散、起效快；②制备工艺简单，剂量易于控制，便于特殊群体如婴幼儿与老人服用；③包装、贮存、运输及携带较方便；④对于中药散剂，其包含各种粗纤维和不能溶于水的成分，完整保存了药材的药性。但是，由于散剂的分散度较大，往往对制剂的吸湿性、化学活性、气味、刺激性、挥发性等性质影响较大，故对光、湿、热敏感的药物一般不宜制成散剂。因此，本题的正确答案为B。

18.【试题答案】 E

【试题解析】本题考查要点是“乳剂的组成”。油相（O）、水相（W）和乳化剂是构成乳剂的基本成分，三者缺一不可。其中乳化剂在乳剂的形成与稳定中发挥着极其重要的作用。此外，为增加乳剂的稳定性，乳剂中还可加入辅助乳化剂与防腐剂、抗氧剂等附加剂。因此，本题的正确答案为E。

19.【试题答案】 C

【试题解析】本题考查要点是“热原的性质”。热原的性质主要有以下几点。

（1）水溶性：由于磷脂结构上连接有多糖，所以热原能溶于水。

（2）不挥发性：热原本身没有挥发性，但因溶于水，在蒸馏时，可随水蒸气雾滴进入蒸馏水中，故蒸馏水器均应有完好的隔沫装置，以防止热原污染。

（3）耐热性：热原的耐热性较强，一般经60℃加热1小时不受影响，100℃也不会发生热解，但在120℃下加热4小时能破坏98%左右，在180～200℃干热2小时或250℃ 30～45分钟或650℃ 1分钟可使热原彻底破坏。由此可见，在通常采用的注射剂灭菌条件下，热原不能被完全破坏。

（4）过滤性：热原体积较小，在1～5nm之间，一般滤器均可通过，不能被截留去除，但活性炭可吸附热原，纸浆滤饼对热原也有一定的吸附作用。

（5）其他性质：热原能被强酸、强碱及强氧化剂如高锰酸钾、过氧化氢，以及超声波破坏。热原在水溶液中带有电荷，也可被某些离子交换树脂所吸附。

因此，本题的正确答案为C。

20.【试题答案】 C

【试题解析】本题考查要点是“受体的激动药和拮抗药”。完全激动药吗啡（$\alpha=1$）和部分激动药喷他佐辛（$\alpha=0.25$）合用时，当喷他佐辛和吗啡都在低浓度时，产生两药作用相加效果；当喷他佐辛和吗啡的用量达到一个临界点时，吗啡产生的效应相当于喷他佐辛的最大效应，此时随着喷他佐辛浓度增加，发生对吗啡的竞争性拮抗。因此，本题的正确答案为C。

21.【试题答案】 B

【试题解析】本题考查要点是“脂质体作用特点”。脂质体作用特点：靶向性和淋巴定向性；缓释和长效性；细胞亲和性与组织相容性；降低药物毒性；提高药物稳定性。脂质体有细胞亲和性与组织相容性，选项 B 叙述错误。因此，本题的正确答案为 B。

22.【试题答案】 B

【试题解析】本题考查要点是“低分子溶液剂”。低分子溶液剂包括：①溶液剂：对乙酰氨基酚口服液、地高辛口服液；②芳香水剂：薄荷水、金银花露；③醑剂：薄荷醑；④酊剂：颠茄酊、橙皮酊；⑤酏剂：地高辛酏剂；⑥糖浆剂：复方磷酸可待因糖浆、硫酸亚铁糖浆。因此，本题的正确答案为 B。

23.【试题答案】 B

【试题解析】本题考查要点是“颗粒剂的注意事项”。颗粒剂的注意事项：可溶型、泡腾型颗粒剂应加温开水冲服，切忌放入口中用水送服；混悬型颗粒剂冲服如有部分药物不溶解也应该一并服用；中药颗粒剂不宜用铁质或铝制容器冲服，以免影响疗效。因此，本题的正确答案为 B。

24.【试题答案】D

【试题解析】本题考查要点是“药动学参数——表观分布容积”。当药物的表观分布容积远大于体液总体积时，表示其血中药物浓度很小，说明分布到组织中的药物多，提示药物在某些组织或器官可能存在蓄积，一般排泄较慢，在体内能保持较长时间。血液中水溶性或极性大的药物通常不易进入细胞内或脂肪组织中，血药浓度较高，表观分布容积较小；亲脂性药物在血液中浓度较低，表观分布容积通常较大，往往超过体液总体积。此外，分布容积还与其他因素有关，如不同组织中的血流分布、药物在不同类型组织的分配系数、药物的血浆蛋白结合率等。因此，本题的正确答案为 D。

25.【试题答案】 D

【试题解析】本题考查要点是“眼用制剂的质量要求”。眼用液体制剂的质量要求类似于注射剂，在 pH、渗透压、无菌和澄明度等方面都有相应要求。

（1）滴眼液中可加入调节渗透压、pH、黏度以及增加药物溶解度和制剂稳定性的辅料，所用辅料不应降低药效或产生局部刺激。

（2）除另有规定外，滴眼剂、洗眼剂和眼内注射溶液应与泪液等渗。

（3）多剂量眼用制剂一般应加入适宜的抑菌剂，尽量选用安全风险小的抑菌剂，产品标签应标明抑菌剂种类和标示量。除另有规定外，在制剂确定处方时，该处方的抑菌效力应符合抑菌效力检查法。

（4）眼用半固体制剂的基质应过滤灭菌，不溶性药物应预先制成极细粉。眼膏剂、眼用软膏剂、眼用凝胶剂应均匀、细腻、无刺激性，并易涂抹于眼部，便于原料药物分散和吸收。除另有规定外，每个容器的装量应不超过 5g。

（5）眼内注射溶液、眼内插入剂、供外科手术用和急救用的眼用制剂，均不得加入抑菌剂或抗氧剂或不适当的附加剂，且应采用一次性使用包装。

（6）除另有规定外，滴眼剂每个容器的装量不得超过10mL；洗眼剂每个容器的装量应不得超过200mL。包装容器应无菌、不易破裂，其透明度应不影响对可见异物的检查。

（7）眼用制剂贮存应密封避光，启用后最多可用4周。

因此，本题的正确答案为D。

26.【试题答案】 B

【试题解析】本题考查要点是"搽剂"。起镇痛、抗刺激作用的搽剂，多用乙醇作为分散介质，使用时用力揉搓，可增加药物的渗透性。因此，本题的正确答案为B。

27.【试题答案】 B

【试题解析】本题考查要点是"注射剂的质量要求"。

（1）pH。注射剂的pH应和血液pH相等或相近，一般控制在4~9的范围内。也可根据具体品种确定，同一品种的pH允许差异范围不超过±1.0。

（2）渗透压。对用量大、供静脉注射的注射剂，应具有与血浆相同的或略偏高的渗透压。

（3）稳定性。注射剂要具有必要的物理稳定性和化学稳定性，以确保产品在贮存期内安全、有效。

（4）安全性。注射剂必须对机体无毒性、无刺激性，降压物质必须符合规定，确保安全。

（5）澄明。溶液型注射液应澄明，不得含有可见的异物或不溶性微粒。

（6）无菌。注射剂内不应含有任何活的微生物。

（7）无热原。注射剂内不应含热原，热原检查必须符合规定。

因此，本题的正确答案为B。

28.【试题答案】 B

【试题解析】本题考查要点是"生物利用度"。生物利用度是指药物被吸收进入血液循环的速度与程度。它是新药开发与研究的基本内容，是反映药物及其制剂临床治疗效果内在质量的重要指标。它强调反映药物活性成分到达体循环的相对量和速度，是新药研究过程中选择合适给药途径和确定用药方案的重要依据之一。因此，本题的正确答案为B。

29.【试题答案】 D

【试题解析】本题考查要点是"眼用液体制剂"。眼用液体制剂属多剂量剂型，要保证在使用过程中始终保持无菌，必须添加适当的抑菌剂。因此，本题的正确答案为D。

30.【试题答案】 D

【试题解析】本题考查要点是"粉雾剂的质量要求"。选项A、B、C、E属于灭菌制剂，应进行无菌检查。选项D粉雾剂的质量要求包括以下几方面。

（1）配制粉雾剂时，为改善粉末的流动性，可加入适宜的载体和润滑剂。吸入粉雾剂中所有附加剂均应为生理可接受物质，且对呼吸道黏膜和纤毛无刺激性、无毒性。非吸入粉雾剂及外用粉雾剂中所有附加剂均应对皮肤或黏膜无刺激性。

（2）粉雾剂给药装置使用的各组成部件均应采用无毒、无刺激性、性质稳定及与药物不起作用的材料制备。

（3）吸入粉雾剂中药物粒度大小应控制在10μm以下，其中大多数应在5μm以下。

（4）粉雾剂应置凉暗处贮存，防止吸潮。

（5）胶囊型、泡囊型吸入粉雾剂应标明：①每粒胶囊或泡囊中药物含量；②胶囊应置于吸入装置中吸入，而非吞服；③有效期；④贮藏条件。多剂量贮库型吸入粉雾剂应标明：①每瓶总吸次；②每吸主药含量。

因此，本题的正确答案为D。

31.【试题答案】 D

【试题解析】本题考查要点是“喷雾剂的给药方式”。喷雾剂是指原料药物或与适宜辅料填充于特制的装置中，使用时借助手动泵的压力或其他方法将内容物呈雾状物释出，用于肺部吸入或直接喷至腔道黏膜及皮肤等的制剂。因此，本题的正确答案为D。

32.【试题答案】 E

【试题解析】本题考查要点是“后遗效应”。后遗效应是指在停药后血药浓度已降低至最低有效浓度以下时仍残存的药理效应。如服用巴比妥类催眠药物后，在次晨仍有乏力、困倦等“宿醉”现象；长期应用肾上腺皮质激素，可引起肾上腺皮质萎缩，一旦停药，肾上腺皮质功能低下，数月难以恢复。因此，本题的正确答案为E。

33.【试题答案】 C

【试题解析】本题考查要点是“药物的胃肠道吸收——胃肠道的结构与功能”。胃肠道主要包括胃、小肠和大肠三部分。

胃与食管相接的部位为贲门，与十二指肠相连的为幽门，中间部分为胃体部，胃控制内容物向肠管转运。胃壁内侧由黏膜、肌层和浆膜层组成。胃黏膜表面层是上皮柱状细胞，表面覆盖着一层1~1.5mm厚的黏液层，它主要由黏多糖组成，为细胞表面提供了一层保护层。胃腺每天分泌约2L胃液，胃液含以胃蛋白酶为主的酶类和0.4%~0.5%的盐酸，具有稀释、消化食物的作用。口服的药物剂型在胃内的停留过程中大部分可被崩解、分散和溶解。胃黏膜表面虽然有许多褶壁，但由于缺乏绒毛，故吸收面积有限，除一些弱酸性药物有较好吸收外，大多数药物吸收较差。

小肠由十二指肠、空肠和回肠组成，全长2~3m，十二指肠与胃相接，胆管和胰腺管开口于此，排出胆汁和胰液，帮助消化和中和部分胃酸使消化液pH升高。小肠黏膜面上分布有许多环状褶壁，并拥有大量指状突起的绒毛。绒毛是小肠黏膜表面的基本组成部分，长度0.5~1.5mm，每一根绒毛的外面是一层柱状上皮细胞，其顶端细胞膜的突起称为微绒毛。因此，小肠黏膜拥有很大的表面积，达200m^2左右。十二指肠具有丰富的毛细血管网，血流供应丰富，有利于维持药物和血液中的浓度差。小肠液的pH值5~7，是弱碱性药物吸收的理想环境。大多数药物的最佳吸收部位是十二指肠或小肠上部，药物可以通过被动扩散途径吸收，小肠也是药物主动转运吸收的特异性部位。

大肠是由盲肠、结肠和直肠组成。大肠长约1.7m，黏膜上没有绒毛，有效吸收表面积比小肠小得多，药物吸收也差。结肠是治疗结肠疾病的释药部位，多肽类药物可以结肠作为口服的吸收部位。直肠血管丰富，是栓剂给药的吸收部位。

因此，本题的正确答案为C。

34.【试题答案】 B

【试题解析】本题考查要点是“药物代谢”。细胞色素 P450 催化反应可发生在体内不同的组织器官，但最重要的器官是肝脏。因此，本题的正确答案为 B。

35.【试题答案】 D

【试题解析】本题考查要点是“调整滴眼剂渗透压的附加剂”。调整渗透压的附加剂常用的包括氯化钠、葡萄糖、硼酸、硼砂等。因此，本题的正确答案为 D。

36.【试题答案】 A

【试题解析】本题考查要点是“助溶剂”。难溶性药物与加入的第三种物质在溶剂中形成可溶性分子间的络合物、缔合物或复盐等，以增加药物在溶剂中的溶解度。这第三种物质称为助溶剂。因此，本题的正确答案为 A。

37.【试题答案】 E

【试题解析】本题考查要点是“栓剂的水溶性基质”。

（1）油脂性基质：①可可豆脂；②半合成或全合成脂肪酸甘油酯：椰油酯、棕榈酸酯、混合脂肪酸甘油酯。

（2）水溶性基质：①甘油明胶；②聚乙二醇（PEG）；③泊洛沙姆，本品为乙烯氧化物和丙烯氧化物的嵌段聚合物（聚醚），为一种表面活性剂，易溶于水，能与许多药物形成空隙固溶体。

因此，本题的正确答案为 E。

38.【试题答案】 E

【试题解析】本题考查要点是“潜溶剂”。潜溶剂系指能形成氢键以增加难溶性药物溶解度的混合溶剂，能与水形成潜溶剂的有乙醇、丙二醇、甘油、聚乙二醇等。因此，本题的正确答案为 E。

39.【试题答案】 C

【试题解析】本题考查要点是“脂质体”。聚乙二醇（PEG）修饰可增加脂质体的柔顺性和亲水性，从而降低与单核巨噬细胞的亲和力，延长循环时间，称为长循环脂质体。因此，本题的正确答案为 C。

40.【试题答案】 B

【试题解析】本题考查要点是“表面活性剂分子”。为防止蛋白的变性，可以在制剂中添加少量的表面活性剂分子，如吐温 80 等。因此，本题的正确答案为 B。

二、配伍选择题

41～42.【试题答案】 E、A

【试题解析】本组题考查要点是“溶液剂的举例”。地高辛为主药，羟苯乙酯为防腐剂，蒸馏水为溶剂，β－环糊精为增溶剂。

43～44.【试题答案】 D、E

【试题解析】本组题考查要点是“口服混悬剂常用稳定剂”。低分子助悬剂如甘油、糖浆等，内服混悬剂使用糖浆兼有矫味作用，外用混悬剂常加甘油。常用的天然高分子助悬剂有果胶、琼脂、白及胶、西黄蓍胶、阿拉伯胶或海藻酸钠等。合成或半合成高分子助悬剂有纤维素类（如四基纤维素、羧甲基纤维素钠、羟丙基甲基纤维素）、聚维酮、聚乙烯醇等。

45～46.【试题答案】 E、D

【试题解析】本组题考查要点是“口腔黏膜给药制剂——口腔用片（膜）剂的分类”。含漱片是指临用前溶解于水中用于含漱的片剂，如复方硼砂片。口腔贴片是指贴于口腔，药物溶出经黏膜吸收后起局部或全身作用的片剂，如硫酸吗啡颊贴片。

47～48.【试题答案】 A、B

【试题解析】本组题考查要点是“药物的胃肠道吸收”。结肠是治疗结肠疾病的释药部位，多肽类药物可以结肠作为口服的吸收部位；直肠血管丰富，是栓剂给药的吸收部位。

49～53.【试题答案】 B、E、A、D、C

【试题解析】本组题考查要点是“片剂制备中的常见问题及原因”。

（1）裂片：片剂发生裂开的现象叫作裂片，主要有顶裂和腰裂两种形式，裂开的位置分别发生在药片的顶部（或底部）和中间。产生裂片的处方因素有：①物料中细粉太多，压缩时空气不能及时排出，导致压片后气体膨胀而裂片；②物料的塑性较差，结合力弱。产生裂片的原因除处方因素外，还有工艺因素。

（2）松片：片剂硬度不够，稍加触动即散碎的现象称为松片。主要原因是黏性力差，压缩压力不足等。

（3）崩解迟缓：崩解迟缓或崩解超限系指片剂崩解时间超过了药典规定的崩解时限。影响崩解的主要原因是：①片剂的压力过大，导致内部空隙小，影响水分渗入；②增塑性物料或黏合剂使片剂的结合力过强；③崩解剂性能较差。

（4）溶出超限：溶出超限系指片剂在规定的时间内未能溶解出规定的药量。主要原因是：片剂不崩解，颗粒过硬，药物的溶解度差等。

（5）含量不均匀：主要原因是片重差异超限、药物的混合度差、可溶性成分的迁移等。小剂量药物更易出现含量不均匀的问题。

54～58.【试题答案】 A、B、D、B、E

【试题解析】本组题考查要点是“《中国药典》基本要求——附加事项”。二氢吡啶类药物及其制剂、维生素 A 及其制剂的贮藏均要求遮光、密封保存。盐酸异丙嗪、异烟肼等遇光渐变色，要求遮光、严封保存。盐酸四环素略有引湿性，遇光色渐变深，要求遮光、密封或严封、在干燥处保存。乙琥胺有引湿性，要求密封保存。阿司匹林遇湿气即缓缓水解，要求密封、在干燥处保存。水合氯醛在空气中渐渐挥发，要求密封保存。氨茶碱易结块、在空气中吸收二氧化碳并分解成茶碱，要求遮光、密封保存。丙酸倍氯米松乳膏要求密封、在阴凉处保存。

59～63.【试题答案】 A、C、B、E、D

【试题解析】本组题考查要点是“影响药物吸收的生理因素”。胃排空速率快对药物吸收可能产生的影响如下。①主要在胃吸收的药物吸收会减少，例如水杨酸盐。②主要在肠道吸收的药物吸收会加快或增多，如阿司匹林、地西泮、左旋多巴等。③在胃内易破坏的药物破坏减少，吸收增加，如红霉素、左旋多巴。④作用点在胃的药物，作用时间会缩短，疗效可能下降，如氢氧化铝凝胶、三硅酸镁、胃蛋白酶、硫糖铝等。⑤需要胃内溶解的药物和某些难以溶解的药物吸收会减少，例如螺内酯、氢氯噻嗪等。⑥在肠道特定部位吸收的药物，由于入肠过快，缩短它们在肠中特定部位的吸收时间，会导致吸收减少。

64～69.【试题答案】 A、B、B、E、D、C

【试题解析】本组题考查要点是“药物的不良反应”。毒性反应是指在剂量过大或药物在体内蓄积过多时发生的危害性反应。后遗效应是指在停药后，血药浓度已降至最小有效浓度以下时残存的药理效应。例如，服用巴比妥类催眠药后，次晨出现的乏力、困倦等“宿醉”现象；长期应用肾上腺皮质激素，可引起肾上腺皮质萎缩，一旦停药，可出现肾上腺皮质功能低下，数月难以恢复。停药反应是指患者长期应用某种药物，突然停药后出现原有疾病加剧的现象，又称回跃反应。例如长期服用中枢性降压药可乐定治疗高血压，突然停药，次日血压明显升高。变态反应是指机体受药物刺激所产生的异常免疫反应，引起机体生理功能障碍或组织损伤，也称过敏反应。继发反应是继发于药物治疗作用之后的不良反应，是治疗剂量下治疗作用本身带来的间接结果。例如，长期应用广谱抗生素，使敏感细菌被杀灭，而非敏感菌（如厌氧菌、真菌）大量繁殖，造成二重感染。

70～72.【试题答案】 B、C、D

【试题解析】本组题考查的要点是“低分子溶液剂”。醑剂是指挥发性药物的浓乙醇溶液。酊剂是指药物用规定浓度的乙醇浸出或溶解而制成的液体制剂，也可用流浸膏稀释制得。酏剂是指药物溶解于稀醇中，形成澄明香甜的口服溶液剂。

73～77.【试题答案】 A、E、B、D、C

【试题解析】本组题考查要点是“口服固体制剂的常用辅料——释放调节剂”。常用的释放调节剂主要有骨架型、包衣膜型缓控释高分子和增稠剂等。

（1）骨架型释放调节剂：①亲水性凝胶骨架材料：遇水膨胀后形成凝胶屏障控制药物的释放。常用的有羧甲基纤维素钠（CMC－Na）、甲基纤维素（MC）、羟丙甲纤维素（HPMC）、聚维酮（PVP）、卡波姆、海藻酸盐、脱乙酰壳多糖（壳聚糖）等。②不溶性骨架材料：指不溶于水或水溶性极小的高分子聚合物。常用的有聚甲基丙烯酸酯、乙基纤维素（EC）、聚乙烯、无毒聚氯乙烯、乙烯－醋酸乙烯共聚物、硅橡胶等。③生物溶蚀性骨架材料：常用的有动物脂肪、蜂蜡、巴西棕榈蜡、氢化植物油、硬脂醇、单硬脂酸甘油酯等，可延滞水溶性药物的溶解、释放过程。

（2）包衣膜型释放调节剂：①不溶性高分子材料：如不溶性骨架材料 EC 等。②肠溶性高分子材料：如丙烯酸树脂 L 和 S 型、醋酸纤维素酞酸酯（CAP）、醋酸羟丙甲纤维素琥珀酸酯（HPMCAS）和羟丙甲纤维素酞酸酯（HPMCP）等。是利用其肠液中的溶解特性，在特定部位溶解。

78～81.【试题答案】 A、C、B、D

【试题解析】本组题考查要点是“新型靶向脂质体”。前体脂质体：将脂质吸附在极细的水溶性载体如氯化钠、山梨醇等聚合糖类（增加脂质分散面积）制成前体脂质体，遇水时脂质溶胀，载体溶解形成多层脂质体，其中载体的大小直接影响脂质体的大小和均匀性。前体脂质体可预防脂质体之间相互聚集，且更适合包封脂溶性药物。长循环脂质体：长循环脂质体有利于对肝脾以外的组织或器官的靶向作用。同时，将抗体或配体结合在 PEG 的末端，既可保持长循环，又可保持对靶点的识别。免疫脂质体：脂质体表面联接抗体，对靶细胞进行识别，提高脂质体的靶向性。热敏脂质体：利用在相变温度时，脂质体的类脂质双分子层膜从胶态过渡到液晶态，脂质膜的通透性增加，药物释放速度增大的原理制成热敏脂质体。

82～84.【试题答案】 A、D、E

【试题解析】本组题考查要点是“药物的骨架结构”。药物的骨架结构（又称母核）主要由一些含有碳氢原子的脂肪烃环、芳烃环，或含有氮、氧、硫等杂原子的杂环构成。氟伐他汀的母核是吲哚环，阿托伐他汀的母核是吡咯环，瑞舒伐他汀的母核是嘧啶环。

85～86.【试题答案】 A、D

【试题解析】本组题考查要点是“生物利用度”。吸收速度即药物进入血液循环的快慢。常用血药浓度－时间曲线的达峰时间 T_{max} 来表示，达峰时间短，则药物吸收快。吸收程度，即药物进入血液循环的多少，可用血药浓度－时间曲线下面积 *AUC* 来表示，它与药物吸收总量成正比。

87～91.【试题答案】 C、B、E、D、A

【试题解析】本组题考查要点是“紫外－可见分光光度法”。布洛芬的 0.4% 氢氧化钠溶液，在 265nm 与 273nm 的波长处有最大吸收，在 245nm 与 271nm 的波长处有最小吸收，在 259nm 的波长处有一肩峰。硝西泮的无水乙醇溶液，在 220nm、260nm 与 310nm 的波长处有最大吸收。260nm 与 310nm 波长处的吸光度的比值应为 1.45～1.65。

92～95.【试题答案】 A、B、D、E

【试题解析】本组题考查要点是“生物等效性”。①对于口服常释制剂，通常需进行空腹和餐后生物等效性研究。但如果参比制剂说明书中明确说明该药物仅可空腹服用（饭前 1 小时或饭后 2 小时服用）时，则可不进行餐后生物等效性研究。②对于仅能与食物同服的口服常释制剂，除了空腹服用可能有严重安全性方面风险的情况外，通常均进行空腹和餐后两种条件下的生物等效性研究。如有资料充分说明空腹服药可能有严重安全性风险，则仅需进行餐后生物等效性研究。③对于口服调释制剂（包括延迟释放制剂和缓释制剂），需进行空腹和餐后生物等效性研究。④对于口服溶液、糖浆等溶液剂型，如果不含可能显著影响药物吸收或生物利用度的辅料，则可豁免人体生物等效性试验。⑤对于常释制剂（常释片剂和胶囊），采用申报的最高规格进行单次给药的空腹及餐后生物等效性研究。

96～97.【试题答案】 D、E

【试题解析】本组题考查要点是“受体作用的信号转导”。第一信使：多肽类激素、神经递质、细胞因子及药物等细胞外信使物质。大多数第一信使不能进入细胞内，而是与靶细胞膜表面的特异受体结合，激活受体而引起细胞某些生物学特性的改变，从而调节细胞功能。第二信使：最早发现的第二信使是环磷酸腺苷（cAMP），还有环磷酸鸟苷（cGMP）、二酰基甘油（DAG）、三磷酸肌醇（IP_3）、前列腺素（PGs）、Ca^{2+}、廿碳烯酸类（花生四烯酸）和一氧化氮（NO）等。NO 既有第一信使特征，也有第二信使特征。第三信使：负责细胞核内外信息传递的物质，包括生长因子、转化因子等。

98～100.【试题答案】 C、E、A

【试题解析】本组题考查要点是“药品质量研究”。特殊杂质是指特定药品在其生产和贮藏过程中引入的杂质，通常包括药物的合成起始物料及其杂质、中间体、副产物、降解产物等。通俗讲，特殊杂质与主药应该具有相当的相似度。苯海索中的“苯”，氯贝丁酯中的“氯”，可待因降解成“吗啡”导致成瘾性，解题的关键。

三、综合分析选择题

101.【试题答案】 E

【试题解析】本题考查要点是“醋酸可的松滴眼液（混悬液）”。①醋酸可的松微晶的粒径应在5～20μm，过粗易产生刺激性，降低疗效，甚至会损伤角膜。②羧甲基纤维素钠为助悬剂，配液前需精制。本滴眼液中不能加入阳离子型表面活性剂，因与羧甲基纤维素钠有配伍禁忌。③硼酸为pH与等渗调节剂，因氯化钠能使羧甲基纤维素钠黏度显著下降，促使结块沉降，改用2%的硼酸后，不仅改善降低黏度的缺点，且能减轻药液对眼黏膜的刺激性。本品pH为4.5～7。因此，本题的正确答案为E。

102.【试题答案】 D

【试题解析】本题考查要点是“醋酸可的松滴眼液（混悬液）”。参考101题试题解析内容。

103.【试题答案】 A

【试题解析】本题考查要点是“醋酸可的松滴眼液（混悬液）的临床适应证”。醋酸可的松滴眼液（混悬液）的临床适应证：本品用于治疗急性和亚急性虹膜炎、交感性眼炎、小泡性角膜炎及角膜炎等。因此，本题的正确答案为A。

104.【试题答案】 A

【试题解析】本题考查要点是“甲氧氯普胺口腔崩解片”。甲氧氯普胺为主药，PVPP与MCC为崩解剂，甘露醇为填充剂，阿司帕坦为甜味剂，硬脂酸镁为润滑剂。因此，本题的正确答案为A。

105.【试题答案】 D

【试题解析】本题考查要点是“甲氧氯普胺口腔崩解片”。参考104题试题解析内容。

106.【试题答案】 B

【试题解析】本题考查要点是“甲氧氯普胺口腔崩解片的临床适应证”。甲氧氯普胺口腔崩解片为镇吐药。因此，本题的正确答案为B。

107.【试题答案】 A

【试题解析】本题考查要点是“美沙酮”。美沙酮的镇痛作用比吗啡、哌替啶稍强，成瘾性等副作用也相对较小，适用于各种原因引起的剧痛。因此，本题的正确答案为A。

108.【试题答案】 D

【试题解析】本题考查要点是“盐酸美沙酮”。与吗啡比较，美沙酮具有作用时间较长、不易产生耐受性、药物依赖性低的特点。临床上美沙酮被用于治疗海洛因依赖脱毒和替代维持治疗的药效作用。常作为依赖阿片患者的维持治疗药，但长期应用也能成瘾。本品的安全窗较小，有效剂量与中毒量较接近。因此，本题的正确答案为 D。

109. 【试题答案】 A

【试题解析】本题考查要点是“盐酸美沙酮”。美沙酮结构中含有一个手性碳原子，其 *R* – 对映异构体的镇痛活性是 *S* – 对映异构体的两倍，临床常用美沙酮的外消旋体。因此，本题的正确答案为 A。

110. 【试题答案】 E

【试题解析】本题考查要点是“盐酸美沙酮”。美沙酮的化学结构是：

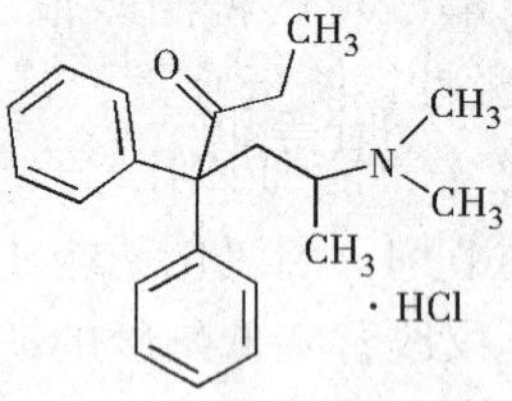

因此，本题的正确答案为 E。

四、多项选择题

111. 【试题答案】 BCD

【试题解析】本题考查要点是“药物的结构和名称”。母核和各种基团或结构片段的结合和调整会起到调节化合物理化性质、生物药剂学和药代动力学等作用。因此，本题的正确答案为 BCD。

112. 【试题答案】 ABC

【试题解析】本题考查要点是“《中国药典》通则”。《中国药典》通则收载的化学药品的一般检查项目及其检查法主要有三类：限量检查法、特性检查法、生物学检查法。因此，本题的正确答案为 ABC。

113. 【试题答案】CDE

【试题解析】本题考查要点是“生物样品测定法”。常用的色谱分析法有高效液相色谱法（HPLC）、气相色谱法（GC）、色谱 – 质谱联用（GC – MS、LC – MS）等。因此，本题的正确答案为 CDE。

114. 【试题答案】 ABCDE

【试题解析】本题考查要点是“口服固体制剂的常用辅料”。固体制剂的常用辅料主要有稀释剂、润湿剂和黏合剂、崩解剂、润滑剂、释放调节剂、着色剂、芳香剂和甜味剂。因此，本题的正确答案为 ABCDE。

115. 【试题答案】 AB

【试题解析】本题考查要点是“矫味剂的种类”。矫味剂系指药品中用以改善或屏蔽药